MENSA会員の
歯科医師が
実践

IQ130超え

浜島 均
HAMAJIMA HITOSHI

リーダー

シップ

の教訓

幻冬舎MC

IQ130超え

《MENSA》会員の歯科医師が実践

リーダーシップの教訓

はじめに

"恥の多い生涯を送って来ました。"

太宰治の『人間失格』の冒頭の一節です。

私の歯科医院経営者としてこれまでの道のりは決して成功ばかりではありませんでした。大小さまざまな失敗も重ねてきましたし、経営者なんて向いていないんじゃないかと落ち込む事も幾度となくありました。

そのたびにこの小説を読み返しました。

普段あまり本を読まない方は『人間失格』ってダメな主人公の話だよね、程度にしか理解されていないかもしれません。
実際それは間違ってはいません。

しかし、私は太宰が描きたかった事、吐き出したかった事は、ただダメな人間の一生ではなくて、感受性の高い人間が、いわゆる普通の人間として普通の人生を生きていく

事の困難さなのではないかと思うわけです。

　今でこそ、私も国内有数の医療法人の経営者を務めているものの、勤務医時代は人の上に立って組織を率いていくなんて事は考えてもいませんでした。

　様々な紆余曲折があり、経営者として今日に至っているわけです。

　経営者ともなればマーケティング、人材マネジメント、院内のオペレーションなど、考えなければいけないことは山のようにあります。

　しかし、そんなものは勉強をすればどうにでもなります。

　大事なのは日々起こる幾多の問題に対して、経営者としてどう前向きに対処し続けていくかという点です、その動機でありモチベーションです。

　結局は自分自身の内心が大事です。

　一流の経営者を目指すのであれば、自分のやりたい事ばかりを推し進めてはいけません。
　自分の感情よりも組織を第一に考え、全体をよりよくするためにはどうすべきかという論点で考える必要があります。

しかし自分も人間ですから、感情もあります。
何度もくじけそうになります。
心が折れそうにもなります。

そして、やりたくもない事をやらなければいけないことがあります。
時には嫌われ役となったり道化を演じなければいけません。

それもこっそりです。
誰にも嫌々やっていることを気付かれてはいけません。
誰にも演じている姿を気付かれてはいけません。

次第に演じている自分なのか本当の自分なのか、本来の自分がどんな人間であったかなんてすっかり分からなくなってしまいます。
日々 "have to" でばかり考えてしまい "want to" を考えなくなってしまうからです。

しかし、ふとした瞬間に思うわけです。

自分はいったい何がしたくてこのポジションにいるのか、何のために頑張っているのか、何のために頑張らなければいけないのか、なんなら何のために自分は生きているのか

と自問自答する日々が続きます。

　自分が器用に経営者を演じられるようになればなるほど、周囲の人間が見ている自分は本当の自分ではなく、演じている方の自分ではないか、誰も自分の事を理解していないのではないかと考えるようになります。

　いわゆる、経営者は孤独というやつです。

　それなりの経営者であれば生活には困りません。
　しかし生活に困らないからといって幸福かといったらそうではないわけです。

　なぜならば、人は理解と共感を求め、それを充たす事に幸福感を感じる生き物なので、他者から理解されない人生なんぞ幸福とはいえないわけです……。

　孤独な経営者は金銭的な成功の代償に周囲からの理解と共感を失うわけです。

　太宰治も小説『人間失格』の中で、周囲に対して道化を演じている事に自己嫌悪すると同時にプラクティカルな問題に翻弄される大衆を揶揄しています。

　主人公は周囲から理解されたい感情と理解される事への

恐れ、他者への不信感と信頼したい気持ち、様々な感情が交錯する中で結果的に絶望的な人生を歩んでいきます。

　僕が『人間失格』を読むことで何か救われるのは、そういう複雑な気持ちの中で苦悩する孤独な人間に経営者としての立場から共感を持つからなのでしょう。

　ところで、IQが130を超える人は全人口の上位2％にあたると言われています。そんな高IQ者のみで構成される国際団体にMENSAというものがあり、僕は2015年よりこの団体に入会しています。

　IQが高いというのはコンピューターで言えばCPUが優れているようなもので情報の処理能力が高いわけです。
　それだけ聞くと仕事も勉強も人並み以上に出来てうらやましい、さぞかし経営者に向いているのだろうと思われるかもしれません。

　しかし、CPUの性能が高いというのは良い事ばかりではありません。周囲との軋轢を生むことは多いですし、自分は理解されないと孤独感に苛まれることもしばしばです。

　イギリスで行われた、とある研究によれば、一般的には

社交頻度に比例して生活満足度は高まるとされる一方で、IQの高い人間は社交頻度に反比例して生活満足度が低下すると指摘されています。

　実際にMENSAのメンバーを見ていると、あまり社交的とは言えない人間が多く、どちらかと言えば多人数でわいわいするというよりも少人数でひっそりとしたコミュニケーションを好む人間が多い印象があります。

　仕事の面でもフリーランスで活動しているデザイナーやエンジニアのような人が多く、起業家や経営者は実はあまりいません。

　そもそも、そういうタイプの人間なのですから人の上に立ってリーダーシップを発揮していくというのは向いていないのかもしれません。
　正確には、能力的には向いていても、そのポジションに幸福度を感じにくいのでしょう。

　MENSAは一言でいえば変わり者の集まりなわけです。

　僕も例にもれず人付き合いがあまり得意ではありませんでした。

小学校や中学校では遠足の班決めの時はだいたいあぶれて居ましたし、友達と呼べるような人間はほんの一握りしかいませんでした。

　人と会話していても話がかみ合わない事もしばしば、とにかく、自分の知的好奇心や探求心には貪欲な一方で他人の感情に向き合うことが出来ないため、予期せず相手を傷つけ怒らせてしまうわけです。

　人とのコミュニケーションでお互いを理解しあうという当たり前の事が不得意で、感性が少しずれているというか、興味の対象がかみ合わない。

　そんな人間が今では多くの社員を抱える医療法人のトップをやっているわけなので人生とは何が起こるかわからないものです。

　しかし、これまでの人生は決して単調な道のりではありませんでした。

　普通の人が普通に取る事ができるコミュニケーションが僕には出来ませんから、僕の場合、自分は何を伝えたいのか、相手が何を求めているか、どういう手順で話せば相手に伝わるか、いちいち意識しながら話さなければいけない

わけです。

　本来無意識的にみんながやっている事をわざわざ意識的にやらないと出来ないわけですから人と関わるのはとても疲れます。

　現在でもスイッチをオフの状態でも普通にコミュニケーションが取れるのはほんの一握りの変わり者の親友だけです。

　それ以外でうっかりスイッチをオフにしようものなら途端に人は離れていってしまいます。

　しかし、ある意味そういう"普通の"日常生活を営むためのトレーニングが、経営者に求められるリーダーを演じるという能力に結び付いたのかもしれません。

　それが幸福に繋がったかどうかは分かりませんが……。

　さて、話を歯科医院経営に戻します。

　歯医者は大学を卒業して何年か働くと何となく開業の二文字がちらつきます。

ある人は開業を手段と捉えて事前にしっかりとした準備をして目的意識をもって開業するでしょう。

　またある人はみんな開業しているからという理由で何となく開業するでしょう。

　本来開業というのは大きなリスクを伴う決断なので目的意識を持って十分準備した上で臨むべきなのでしょうが、実際には後者のなんとなく周囲から押し出されて開業を選択するタイプのほうが多いのではないでしょうか。

　私は後者のタイプは自分も周囲も不幸にするだけなので開業なんてしない方が良いと思っています。
　なんなら、事前準備も無い中で開業した時点で失敗が約束されています。

　いや、そもそも失敗というのは目的が達成されない事をもって失敗と定義するわけで、目的が初めから無いわけなので失敗とも言わないのかもしれませんが……。

　では、私はというと開業当時の私は、前者のつもりでいたものの、今思えば経営に関する知識は十分とは言えない中で開業し、これまで様々な課題に対してトライアンドエラーで立ち向かってきました。

2011年の11月に何の縁もない富山県高岡市で個人医院としてスタートしてから、立て続けに、埼玉県春日部市、宮城県名取市、三重県東員町、愛知県名古屋市、東京都は板橋、目黒、池袋、新宿、渋谷、恵比寿、横浜と、2021年7月現在、これまで地方で5件、都心で7件、計12件の開業に携わってきました。

　その間、閉院をした事もありますし、売り手、買い手両方のM&Aも経験しました。

　現在では都内、神奈川で直営4医院を経営しており今期は売上高15億円に達する見込みです。

　これまで本気で倒産するかもと思った事もありますし、何もかも嫌になって絶望感に打ちひしがれた事もあります。

　本書を通じて一番伝えたいのは、
　開業はゴールではなくスタートだという事です。目的ではなく手段です。
　それもけっして平坦なものではなく、いばらの道です。やっと落ち着いたかと思えばいじわるな神様はそっとトラブルを与えてくれます。

　経営者は常に問題を事前に察知して、問題が顕在化する

前に事前に対応していくことが望まれます。

　落ち着く暇なんてありません。

　誰からも褒められませんし、批難されようが、嫌われようが、ただひたすらに孤独に耐えて絶望感に打ち克ちながら目的に向かって突き進むしかないのです。

　社員から愛される経営者でありたい？
　自分の承認欲求を満たすための手段として開業を考えているとしたら、それは甘えです。

　経営者になる事で自身の承認欲求を満たす事はできません。ひたすら他者の承認欲求を満たす側に回ることが求められます。

　これから開業を考えている勤務医の先生は、まだ間に合います。自分自身の人生の目的は何なのか自問自答してみてください。そしてそれを達成する上で本当に開業という手段がそれに合致するのかを改めて考えたほうが良いです。

　また、残念ながらすでに開業してしまった先生は、自分は優しいヒーローでいたかったなんて後悔は捨てて前向きに頑張り続けるしかありません。
　時に意地悪なヒール役を演じてでも組織を守る事があな

たの役割です。

　本書は、これまでの私の経験や心理学的視点から医院経営においてのさまざまな問題について解説していきます。

　これから開業を考えている勤務医の先生や、既に開業していて経営上の課題を感じている開業医の先生方にとって、同じ過ちを繰り返さないための道しるべであり、また、歯科医院経営について勉強したいと考えているすべての人にとって、歯科医院経営を学ぶきっかけになればとても嬉しく思います。

CONTENTS

01 　開業時の出来事

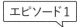

エピソード1

お金がない!? 　人も来ない!?

　2011年の夏。

　大学を卒業後、名古屋市にある病院での2年の研修を経て一般歯科医院に移り1年半が過ぎようとしていました。

　当時僕は週6日勤務でがむしゃらに働いていたのだけど、貯金はほとんどありませんでした。

　というのも勤務医時代の月収は30万円くらいで、そこから家賃や水道光熱費、食費だけでなく車のローンや、学生時代借りていた奨学金の返済があり、当時貯金は50万ほどしかなかったわけです。

　勤務していたクリニックは自宅から離れており、毎日8時まで働いて車で帰ってくると家に着くのは9時過ぎという毎日。

　上司に業務改善の提案をした事もありますが簡単に一蹴されてしまい、大した充実感も無く……。

今日が終わればまた明日も同じ日常を繰り返し、明日が終われば明後日も……1年後も5年後も10年後もずっと同じ日常の繰り返し。

　まるでどこを切り取っても同じ絵面が出てくる金太郎あめのような人生です。

　ある日、こんな人生が永遠に続くのかという絶望感を感じるようになります。

　何のために働くのかと問われれば、生きるためでしかありません。
　では、なんで生きるのかと問われると、答えが見つかりません。

　息吸って吐いて、飯食ってうんこするだけの人生なんてまっぴらごめんです。

　一度そう思うと、ずっとその考えが頭から離れないのです。

　「そもそも僕はなんで歯医者になろうとしたんだっけ？」そう自問自答する日々に、「あ、自分のやりたい事って日本一の歯医者を経営する事だったな」と思い出します。

このまま勤務医で働き続けてもそれほど収入は見込めないし、大した学びもなく好奇心は満たされない。

自分がチャレンジしたいことも出来ない。
こんな不自由な生活し続けるくらいなら自分で開業してしまおう！
そう決意したわけです。

でも手元には50万円しかありません。そもそも、50万円しかないのに開業なんてできるんだろうか……。

しかし、決意したら、まず行動！　と言わんばかりに、手始めに家のちかくにある銀行に足を運びました。

ある大手の都市銀行では

「すいません、お金を借りたいのですが……」
「住宅ローンのご相談ですか？」
「いえ、歯医者を開業したいのですが……」

窓口の女性スタッフに怪訝な顔をされつつも
「ではこちらでお待ちください」

と別の部署に回されます。

「開業って言っても、物件は決まっていますか？　事業計画はどのように考えられていますか？」
　と、質問されます。

　今考えれば当たり前の事ですが、銀行からお金を借りる際には、どんな物件で、いくらくらい必要で、どういう条件で借りたいのかといった事業計画が必要になりますが、この時の僕はそんな当たり前の事すら知らなかったわけです。

　当然、
　「えっ……何もないです。」
　「とりあえずいくら借りられるか知りたいのですが……」
　と答えました。

　そんな僕に対して銀行のスタッフは
　「そうですね、何も資料が無い中ではお答えするのは難しいです。自己資金はいくらあるのですか？　まずはどなたか専門の方に相談されてはいかがでしょうか……」

　と今思えば至極当たり前な答えが返ってきたわけです……。

　それから、どうすれば開業できるのだろうと、勉強をし

始めました。

　まずは物件探しからだ！　そう思った僕はとりあえずネットで「歯医者　開業」と検索し、良さそうな物件をひたすら探し続けます。

　当時働いていたクリニックは郊外の大規模商業施設の中にあり、商業施設内の歯科医院の集患面の優位性というものを肌で感じていたため、僕は商業施設内の物件に絞って候補を絞りました。

　いくつかのサイトを見ていた中で富山県の大規模商業施設内での居抜き物件を見つけ、早速次の休日に物件を見に行ってみました。

　これが富山県への初訪問だったのですが、名古屋から東海北陸道を飛ばせば２時間半くらいだし、自然も多いし、当時はどうせいつか全国展開するんだからどっから始めてもいいや、富山から始めようと考えたわけです。

　物件を紹介してくれたのは都内にある商業施設を得意とする医療コンサル会社だったのですが、物件の内見をした翌日には契約のために東京に飛んでいました（笑）。

コンサル会社の人間から話を聞き、既に自分の中ではやる気満々だったため、即返事、サブリース契約とコンサルティング契約を結び2011年の夏、無事⁉　開業が決まりました。

　オープン日は2011年の12月1日に決定し、それからというもの週一しかない休みは内覧会業者や銀行、内装業者との打ち合わせ、求人のために現地に飛んで面接を行なったりと忙しい日々を過ごし、あっという間に月日は流れ11月15日に29年過ごした名古屋の地を後にして富山へ転居しました。

　お金の問題についてはコンサルタントがいろいろ動いてくれて、政策公庫とリース会社、地銀からかき集め、なんとか開業にこぎつける事ができたのですが、運転資金は500万円しか残されていませんでした。

　ついに、絶対に失敗できない開業が始まりました。

　転居してからはオープンまでの間、毎日のように医院に行っては一人で黙々と準備をしていました。元々完璧主義でどこに何が配置されているのか全てを把握していないと気が済まない性分のため、全部の器具や備品を自分で整理

しました。

　求人の状況は結局書類選考を経て面接に来たのは5人だけ、そのうちオープニングスタッフとして未経験の3名を雇ったのですが、開業前の研修を経て、今日は内覧会という当日、事件が起こります。

　朝出勤してくると、一人来ないのです……。

　携帯に連絡しても繋がらず、結局スタッフ2名での内覧会となりました。

　内覧会はというと大盛況で3日間で1500人程の見学者があり、予約も50件以上取ることができたのですが、僕含めて3人で対応するわけなので、もうてんやわんやでした。

　そして開業当日、朝から不慣れなスタッフのためにレセコンメーカーのインストラクターも付いてくれていて受付業務については安心しきっていたのですが、お昼の休憩後、医院に戻るとスタッフが一人居ません……。

　今朝二人いたはずのスタッフが一人になっていたわけです。

　もう一名に状況を聞くと、レセコンのインストラクター

に怒られて泣きながら帰ってしまったという事でした。

　ついに開業初日にして僕とスタッフ一人という最悪な事態になってしまいました。

　やむなく、残されたスタッフには受付とアシスタントとトリートメントコーディネーター業務を兼任してもらい、僕も手伝いながらなんとかかんとか初日を終えました……。

　いったい、これからどうやっていけば良いんだろう……。

　求人面接ではたくさんの応募者の中から優秀な人材を見抜ければ良いだけでしょ!?

　やるべき事さえきちんと伝えて教育すればそのようにやってくれるんでしょ!?

　現実には選べるほど求人は来ないし、教育していこうにもサクッと辞めてしまうし、これでは思い描いていた開業と全然違うじゃないか……。

　というのがその時の僕の率直な気持ちでした。

教訓1 "お金の余裕は心の余裕。カネは借りられるだ
け借りとけ"

① 開業時、お金はいくらあればいいですか？　と質問さ
れる事がよくあります。

答えは明白で、あればあるだけ良いです。

サラリーマンで生きていると借金というものはあまり身
近ではありません。借金をするときに一番考えるのは、「そ
んなに借りて返すのは大変じゃない？」という事ではない
でしょうか？

しかし、借金しすぎたとしても別に使わないなら返せば
良いだけの話です。

むしろ、少なめに借金して、そのあとに追加融資をお願
いしたとしても、銀行は当初の事業計画は失敗だったって
事？　と考えて簡単には追加融資を承諾してくれません。

そして、実際に借りてみれば返すことの心配よりも、足
りなくなることの心配のほうが強く感じるものです。

お金があって困ることはありませんが、お金が無ければ
精神的な余裕もなくなりますし、余裕のなさは日々の診療
やスタッフとの関係性にも影響を及ぼします。

お金の余裕は心の余裕です。

僕の場合は借りたくても借りられなかったという事情も
ありましたが、やはり、開業時のお金は、あったらあった
だけ良いのです。

　お金を借りる際には金融機関に相談する事になるのです
が、その際に必要になるのが開業を検討している物件情報、
事業計画（向こう３年間の月次収支予測）、資金計画（設備
資金、運転資金など）です。
　このあたりの資料は最初のうちは会計事務所などに依頼
すればだいたい作成してもらえます。どちらかというと大
事なのは、銀行担当者との面談の際に院長として事業計画
が達成されるであろう納得感をどれだけ担当者に与えられ
るかという点です。

　相談先の金融機関としては新規開業の場合、メガバンク
は相手にしてくれないでしょう。

　主には政策公庫などの政府系金融機関または地銀、ノン
バンクなどが対象となります。
　金利や条件については例外はありますが、一般的には銀
行、ノンバンク、政策公庫の順で良い条件であることが多
く、融資してくれやすさはその逆で政策公庫、ノンバンク、
銀行であることが多いです。

なぜ政府系の金融機関が条件が悪いの？　と思われますが、理由としては民間金融機関に対して民業圧迫とならないように有利な条件を出す事ができないわけです（例外的に条件に合致する商品があれば良い金利などが提示される事もあります）。

　一般的には初めに銀行系に相談に行き、それで話がつくのであればそれでOKです。銀行1行では全額を取り組めない場合は追加で政策公庫やノンバンクにも話をもっていく必要があります。

　分院展開の場合は既存医院の業績を見てくれますが、新規開業の場合は実績がないため、個人の与信が重要になってきます。つまりは直近の年収などです。

　僕の場合は直近の年収が低かったことと社会人経験が乏しかった事、まったく縁もゆかりも無い地域での開業であった事などが低く評価され、資金調達には苦戦しました。

　将来開業を考えているのであれば、開業前には高年収が期待できる勤務先を選ぶことがとても重要です。

　また、金融機関との付き合い方は経営者にとってはとても重要です。金融機関との関わりというのは、何も開業時

だけとは限りません。開業後であっても追加の資金調達を
お願いする事があったり、分院開業の際には開業資金を借
り入れる必要が出る事もあるでしょう。

　間違っても融資を断られたからといって金融機関の担当
者との関係を悪化させるようなことをしてはいけません。

　普段サラリーマンがお金を借りるタイミングというのは
家を買う時や、車を買う時くらいでしょう。住宅ローンや
自動車ローンというのはその場で結果が返ってきますし、
とんとん拍子で話が進みます。それに比べると事業融資と
いうのはとても時間がかかります。審査開始から2か月待
たされるなんて事もザラです。

　金融機関の融資の流れは概ねこうです。
　営業担当が話を聞いて、それを稟議書にまとめて審査部
門に上げ、審査部門が結果を営業担当に伝えて返答が返っ
てくるという感じです。

　営業担当としても本音はお金を貸したいわけですが、審
査部門からNOと言われてしまえばどうしようもできませ
ん。

　たまに融資が通らなかったり条件が悪い事を営業担当に
文句をいってしまう人が居ます。さんざん待たされた揚げ

句に断られればムカつく心情も分からなくはないですが、彼らは別に融資を通したくないわけでは無いので、それをやったところで営業担当の心証を悪くするだけでなんのメリットもありません。

　金融機関の担当者との関係を悪くするような事は決してしてはいけません。

教訓2　"開業時のワクワク感と大変さはスタッフみんなで共有しろ"

② 　少子高齢化が進み求人市場は完全な売り手市場。

　今でこそ求人が大変だと色んな人たちが騒いでいて、そういう認識が当たり前ですが、僕が開業した2011年の時には、少なくとも歯科の世界ではそこまで求人難という認識はされていませんでした。

　しかし、それも都市部での事。既に地方では労働力の確保は大変厳しいものになっていたわけです。

　そして、僕はそんなこと全く知らなかった上に、心配すらしていませんでした。

　勤務医の時はやる気のない職員を見てもなんでこんな人雇ったんだろう、僕なら絶対雇わないのにな……。面接で

見る目なかったんだろうな。僕は気をつけよう。くらいに
しか思っていなかったのです。

　12月のオープンを前に10月くらいから求人広告を打っ
たのですが、面接に来たのはたった5人。

　1人を除いてみんな未経験、その1人も1週間くらい歯科
でアルバイトをしていた程度の経験でした。

　開業するまで、求人というのは数ある求職者の中から会
社に合った"適切な人材を選ぶこと"であると考えていまし
たが、ところが、選ぶも何も5人しか来ませんから選択肢
はほぼ与えられないわけです。

　この人は良いなと自信を持って思えたのは1人だけで、
後は選択肢の中から選ぶしかありませんでした。

　しかし、結果的には1人しか残らなかったわけです。

　この話をすると、いつも「そりゃ浜島の指導が厳しかっ
たんじゃないの⁉」とか言われますが、この間一度も怒っ
たりしませんでしたし、分からないと言われれば、じゃあ
僕がやっとくよ！　と優しく手を差し伸べたくらいです。

時代は大きく変わって求人を成功させるための秘訣は野球で言えばストライクを見抜く選球眼ではなく、ボール球でもヒットを打つスキルだと言えるのかもしれません。

　開業時のオープニングスタッフというのは実はとても大事で、創業時の苦労を分かち合ったスタッフは将来にわたり医院に貢献してくれる人材になり得ます。

　そして、そうなれるかどうかのカギは医院をみんなで作り上げたという実感を持てるかどうかにかかっています。

　僕は完璧主義すぎて、最初、ほぼ全ての準備を自分でやってしまいました。
　研修についてもまずは自分が全てを理解して、その後にスタッフに指導していくという方針をとってしまい、結果的に当時のスタッフへは、これは浜島が作った浜島の医院であって、私たちの医院ではない。何かあっても自分は責任負えないし、困ったことがあったら院長に言えば院長がなんとかしてくれるしな。と思わせてしまったのかもしれません。

　オープニングスタッフが活躍してくれるかどうかは、医院に対する愛着を持ってもらう事がとても大事です。
　そのためには、開院準備にもみんなで参加して大変さも

ワクワク感も分かち合わなければいけません。

　ワクワク感だけでも、大変さだけでもダメで、大変さと
ワクワク感をセットで共有することによって大きな意味が
あるのです。

　人間は共に苦労を分かち合い、何かを達成する事で承認
欲求や賞賛欲求、自己達成感を満たし、幸福感を享受しま
す。当然それは医院への愛着へとつながるわけです。

　苦労せずして何かを与えられたとしても満足感は僅かで
達成感は満たされないわけです。

　愛着の無い医院からは人は簡単に去っていってしまいま
す。

　心理学の分野において、"すっぱいぶどうの心理"や"あ
まいレモンの心理"（注釈1）というものがありますが、ま
さに、歯科医院という職場があまいレモンの心理における、
レモンになるかどうかが今後経営者が経営者として医院を
かじ取りできるかどうかのカギとなるわけです。

　この時の僕の最大の失敗は開業時の人変さもワクワク感
も全て独り占めしてしまい、スタッフをお客様扱いした事
で医院に対する愛着を持たせてあげられなかった事だと反

省しています。

　つまり彼女達にとってこの医院は自分が苦労して作り上げたものでは無かったわけです。

　人間は時として自己正当化のために事実を捻じ曲げる事をします。現状と理想像のギャップを現状を理想像に追いつかせるように努力するのではなく、理想像を現状に下げて合わせる事で現状に留まろうとするわけです。

　人が現状が辛いなと思った時、

①　別にこんな現状望んでたわけじゃないし、他に自分に向いてる仕事があるはずだ。と考えて去っていくか

②　苦労してここまで頑張ったのだから、きっとこの仕事は自分に向いてるはずだ。と考えてその場に留まるか

　その二者択一の分岐点となるのはどれだけ自分がそこに負担を割いてきたかで決まるわけです。

　多くの場合サクッと人が辞めていく組織というのはスタッフに無理をさせまいとして経営者が負担を取り除きすぎているわけです。

そして当時の私を含め多くの経営者がそうなってしまう原因というのは、決して優しさなんかではありません。彼らの心にあるのは、「厳しい事を言って嫌われて辞めてしまったら困るという恐れ」と、「信用してもどうせ裏切られるだけだという不信感」です。

　つまり、ただただ勇気が無く、臆病になっているだけの甘えだという事です。

　経営者には嫌われて辞めてしまっても自分一人でもやり抜くという覚悟と、信じればいつかきっと伝わるという信念が求められるわけです。

注釈1）

すっぱいぶどうの心理

　イソップ童話にある「狐と葡萄」の中で欲しくても手に入らない葡萄をみて狐があれはすっぱいに決まってると自己正当化の強がりを言った話にちなんだもので、自己の能力の低さを正当化や擁護するために、対象を貶めたり、価値の無いものだと主張する負け惜しみを意味するようになった。

あまいレモンの心理

　苦労して手に入れたレモンが酸っぱくてまずいはずがない、これは甘くて美味しいんだと自分を言い聞かす行為を言います。現状以上の評価や理由付けをする事で自分の心の安寧を図るわけです。

想いは伝わらない!?

　開業初日の夜は疲労感と将来に対する途方もない不安の中で医院を出ました。

　内覧会のアポイントはしばらく先まで埋まっていて迷惑をかけるわけにはいきません。スタッフ一人で続けていく事はさすがに不可能です。

　もはや絶望感しかありません。

　すぐに帰る気にもなれず、駐車場の車の中でモヤモヤと一人悩んでいると、ディーラーの営業担当から電話がありました。

　「先生のところスタッフ居なくて困ってましたよね。一人他の歯科医院に努めていたスタッフがクビになってしまって困っているので先生のところで雇えませんか？」

　渡りに船とばかりに即採用となりました。

　その後、そのスタッフからの紹介で、他にも前の歯科医

院をクビになってしまったスタッフがいるんだけどどうか？　と相談され、2名を追加採用。

　開業から1か月目にしてやっと念願の衛生士も加わり、紆余曲折ありながらも、受付・アシスタント3名、衛生士1名のとりあえず人数だけはまともな歯科医院になる事ができました。

　その後、手始めに僕が取り組んだ事は医院の将来のビジョンを語ることでした。

　ミーティングの場、4名のスタッフを前にしてこう演説しました

　「僕はオーダーメイドの歯科医療を実現するためにこの医院を作った。この医院を全国に広げていずれ日本一の医療法人を築きたいと考えているし、そうしなければいけない」
　「3年後には10億の売上を目指し、10年後には50億を達成する」
　「そのためには、僕は一人もクビにしないし歯科医師、衛生士、受付、アシスタント、トリートメントコーディネーターが共に幸せになるような組織を作り上げる」
　「歯科医院に限らず、病院経営まで視野にいれて共に頑張ろう」

そう述べた後、スタッフの顔を見るとみんなキョトンとしてるわけです。

　この人何を言ってんだろうと。

　そりゃそうです、開業してまだ1か月、やっと人数がそろった程度の院長が突然偉そうにこんな事を言い出すわけですから、そう思うのも当然です。

　しかし、翌日からの診療が大きく変わるわけではありません、日々の歯科診療が毎日続くわけですから、僕が将来のビジョンを語ったところでスタッフの意識が突然ひっくり返るなんて事はないわけです。

　みんなからすれば、院長の荒唐無稽なビジョンよりも足元の生活の安定のほうがよほど大事なのです。あなたそんなバカげた事言ってないでミーティングよりも診療をがんばりなよ。とツッコミを入れたかったことでしょう。

　しかし、簡単にはめげない僕は、事あるごとに話をし続けました。

　日本一の医療法人となるためには、強い組織を作らなければならない。

強い組織というのは仕組みがしっかりしていなければいけない。

　個々の人間が臨機応変に動く組織というのは小規模零細な個人事業であれば機能的かもしれないが、そんな組織は絶対に大きくならない。

　個々の役職の人間がそれぞれの役割に従い機能を全うする事で組織が自立して成長していく仕組みこそが強い組織となるためには必要である。

　歯科医師の主な業務は診断と治療である。歯科医師は主たる業務に集中する事が組織全体にとって有益だ。

　衛生士の業務は歯周治療とメインテナンスである。衛生士は歯科医師を凌駕するくらいの知識と技術をもって歯周治療におけるイニシアチブを取るべきだ。

　受付の業務は予約の適正管理である。本来フロー型となりやすい歯科医院の経営をストック型となるよう管理しなければいけない。

　アシスタントの業務は歯科医師の業務の効率化をサポートすることだ。歯科医師がより診療に集中できるよう院内のオペレーションを管理しなければいけない。

トリートメントコーディネーターの業務は患者と医療者の情報の非対称性を解消するための架け橋となる事、患者の真のニーズを把握しそれを提供する事だ。

　それぞれの役職がそれぞれの役割を全うして欲しいと。

　そして、事あるごとにスタッフ全員が経営者目線を持つことが大切だ！　と言い続けたわけです。

　しかし、想いは中々伝わりません。

　ある日診療をしていると、一番忙しい夕方の時間帯にアシスタントが一人いないわけです。

　あれ？　どこいったんだろうと思って院内を見回すとコンサル室で化粧を直してました。

　もちろん、ムカっとくるわけですよね。その気持ちをグッと堪えて、

　「〇〇さん、なんで化粧直してるのかな？　今ってまだ勤務時間中だよね」

と伝えると、

「今日合コンなんですよ〜」
と楽しそうに答えるわけです（笑）。

それに対し、

「そっか、それはとても楽しみだよね。でもさ、周り見て
ごらん、みんなまだ働いてるよ。今〇〇さんが抜けちゃう
とみんな困るよね。だから楽しみでも化粧直すのは診療後
にしようか」
と優しく諭すわけです。

　もちろん、「お前給料もらってるのに仕事なめてんのか!?」
と喉元まで出かかってますが、それをグッと堪えます。

　そんな事言わなくても分かるでしょ！　は通用しません。
言わなければ分かりません。当たり前の事でも、言い続け
るわけです。何度でも何度でも……。

　それぐらい創業期の経営者の語るビジョンなんて誰も興
味ないし、経営者目線なんて誰も持ってくれません。

　それでもやり続けないと事態は永遠に改善しません。

気持ちとしては完全な親心です。お給料を払いながら、見返りは求めず、この子が成長して立派な社会人になってくれたら良いな。と。

　ギブアンドテイクなんてものではありません。ギブアンドギブです。

　時に腹の立つこともあります。

　というより腹が立つことばかりです。

　それでも日々ニコニコしながら前向きに業務に当たらなければいけません。

　経営者が頑張るのは自分の医院なんだから当たり前、誰も褒めてくれも、慰めてくれもしません。

　経営者の悩みなんて誰も想像していませんし、理解も共感もしません。院長はお金儲かってて羨ましいな。くらいにしか思われてないわけです。

　しかし、だからといって、院長がやさぐれてしまったら終わりです。

そもそもスタッフが院長の気持ちを汲み取って行動するなんて、幻想です。

　1度言ったくらいで行動してくれるなんてあり得ません。

　1度言って伝わらなければ2度、2度言って伝わらなければ3度、3度でもダメなら……。
　100回でも200回でも伝わるまで伝え続けるのが大事です。

　僕は富山で院長を務めた2年間はスタッフ一人ひとりに対して月1回の個人面談を欠かさず続けていました。

　すると段々と想いは伝わるものです。

　開業から1年半が過ぎて、埼玉の春日部への分院出店も決まり、富山の医院の最終出勤の日。

　昼休みに突然スタッフからサプライズでケーキとメッセージの添えられた色紙をプレゼントされました。

　この時、僕はどうせスタッフから疎まれているんだろうなと思っていたのです。
　おそらく、自分の感情に予防線を張ってそういう風に考

えていないと自分が辛くなるからでしょう。

しかし、メッセージには思いもよらず、スタッフから今までの僕に対する感謝の言葉だけでなく、遠い地で大変だけど頑張ってといった言葉が綴られていました。

それを読んでいて、院長として思うように行かず、大変ながらもこれまで続けてきて本当に良かったなと、こっそり泣いた事を今でも覚えています。

人間関係とは伝わるだろうと期待しても伝わっていなかったり、分かってもらえていないと思っても分かってもらっていたり、本当に難しいものだなと思います。

教訓3 "優秀なスタッフを採用しようとするのは諦めなさい"

後輩やクライアントの先生からアドバイスを求められる中で最も多い内容がスタッフ対スタッフ、院長対スタッフの人間関係の悩みです。

多くの先生が口を揃えて言うのは、「指示待ち人間ばかりで自分の頭で考えて行動しない」「何か注意しても言い訳ばかりで素直に聞き入れない」「ホウレンソウなしに勝手にやる」などなど。

そして、二言目には「良いスタッフが集まらない」と言います。

　これは私が経営者１年生だったときにも確かに思っていました。

　しかし、自分がサラリーマンだった時のことを深く思い出してください。

　院長から好かれることよりも周りの同僚との人間関係を重視していませんでしたか？

　周囲の軋轢を恐れずに組織の発展を考えて行動していましたか？

　院長から何か指摘された時、素直に聞き入れずに、あなたは部下の気持ちを分かってないと反発していませんでしたか？

　ホウレンソウをしなさいと注意された時、何から何までホウレンソウしたらしたで考えて行動しろと言うくせに、しないならしないでなんで注意されなければいけないんだ、と不満を持ちませんでしたか？
　etc……。

自分が経営者になると、自分が雇われサラリーマンだった時の視点はすっかり忘れてしまい、都合よく経営者の視点で物事を考えるようになってしまいます。

　経営者にとっての理想の社員ってどんな人かと言うと、それは、"何も指示せずとも"、"自主的に考えて"、"間違いを犯さず"、"経営者を不安にさせない"人です。

　院長はみんなホウレンソウが大事だ、ホウレンソウをしなさいと言いますが、それは本心ではなくウソです。

　実際ホウレンソウしまくれば「お前は自分の頭で考えて行動できないのか!?」と注意されることでしょう。

　ではどうすればよいのでしょうか。

　実は、彼らが欲しているのは、自分を不安にさせないでくれということです。

　彼らの理想的にはホウレンソウなどせずとも、自分が考えるのと同じように考えて、勝手に行動して欲しいのです。
　ただ、部下が何を考え行動しているかは経営者には分からないため、部下から何も報告が無ければないで不安になります。そこでホウレンソウをして自分の不安を取り除い

てと要求しているわけです（笑）。

　冷静に考えて、そんな事を上手にこなせる人などこの世にいるでしょうか？

　仮に居たとしたら、その人はあなたよりずっと優秀な人でしょう。

　なぜなら、その人はあなたの頭の中で何を考えているかが分かっていて、不安そうな顔をしていればそっと状況を事前報告し、忙しそうにしていれば勝手に理想的な行動をして事後説明を怠らないのですから（笑）。

　だとしたら、そんな優秀な人はなぜ、あなたの下で、あなたより低い給料で働かなければいけないのか……。

　というわけで、多くの経営者が望むような、いわゆる“経営者視点をもったスタッフ”など元々居ないということです。

　居ないものを求めて他の医院を羨んだり、ひたすらリクルートを繰り返すというのは時間とお金の無駄遣いでしかありません。
　いやぁ知り合いの〇〇先生のところのスタッフさんはす

ごい院長想いでしっかりしてるんだよ！　やっぱそういう人いるんだよ、絶対！

　うちは田舎だからダメだよ、そんな優秀な人集まんないもの……。

　と、何度この話をしても言う事を聞かない院長先生が多いのですが、それはその〇〇先生が開業している地域の求人環境が良いからではありません。

　〇〇先生が人格者で、かつ、とてもしっかりしているため周りの人間も付いていこうとやる気になっているからスタッフが優秀なのです。

　元々優秀なスタッフなど居ません。スタッフがやる気になるかならないかは、経営者の行動次第です。

教訓4 “リーダーシップとはやらなければいけないことをやらせるのではなく、やりたいと思わせること”

　漫画家の柴門ふみさんが著書『愛についての個人的意見』の中で

　"結婚生活とはいわば冷蔵庫のようなものである。冷蔵庫に入っている限られた素材で、いかにおいしいご馳走を作り出すか、それに似ている。決して、他人の冷蔵庫を羨

ましがらない事だ"

　と述べています。

　これは言い得て妙だなと思っていて、まさに企業経営も
全く同じです。

　優秀なスタッフを育てるための第一歩は、今居るスタッ
フに対して全身全霊で向き合って、経営者自身が自分の言
葉で想いを共有して育てていく事です。

　そのためには、自分が思い描いている医院のあるべき姿、
目指す道筋というのを自分自身が明確にイメージできてい
ないと話になりません。

　そしてそのイメージはイメージのままではなくて、言語
化されていなければ相手に伝える事はできません。

　日本人は言わずに察して欲しがる傾向が強いですから、
自分の想いを言葉にして相手に伝えることが苦手です。

　言わなくても分かるよね、そう勝手に期待して、分かっ
てもらえないと、勝手に絶望して、孤独に落ち込み、やさ
ぐれて前向きさを失っていく院長先生は本当に多いです。
　1度言っただけでは院長のただの思いつきだと思われて

流されてしまいます。同じことを１度や２度じゃなくて何度も何度も壊れたカセットテープのように繰り返し言い続ける事がとても大事です。

　その手段としてスタッフ一人一人との個別面談はとても大事な事です。

　ちなみに、エピソードのなかで挙げた、合コン行くんだと楽しそうに勤務時間中に化粧を直していたスタッフについての後日談ですが、その後は本人の自発性も成長していき、カウンセリングに役立たせるんだとレントゲンの読み方を聞いてきたり、なぜこのような治療方針となるのかを質問したりと、TC（トリートメントコーディネーター）の仕事にもやりがいを見出すようになり、自費のカウンセリングでも契約額で常にトップをキープするまでに成長しました。

　しかし、この個別面談ですが、実際やってみると、恥ずかしさもあってなかなか上手くできないものです。

　院長の想いを伝える事が大事だからといって、自分が話してばかりでも、相手はつまらないのでうまく行きません。

　ビジョナリー・カンパニーで知られるジム・コリンズの

著書『ビジョナリーカンパニー ZERO』（ジム・コリンズ 著、ビル・ラジアー 著、土方奈美 訳、日経BP 2021年）の中で、リーダーシップについて"重要なのはやらなければいけないことをやらせるのではなく、やりたいと思わせることだ"と述べています。

　まさにその通りだなと思っていて、個別面談において院長はスタッフに対してやらなければいけない事をやりたいと思わせなければいけないわけです。

　そのためには相手が何に興味をもち、何を大切にして、どんな風に歩んで行きたいかなどを深く知らなければいけません。

　そういった環境作りのためには、多くの会話の引き出しを用意しておくことが重要です。
　普段から世の中のトピックに敏感になる必要があります。日々のニュースやドラマ、恋愛、趣味の話題に至るまで幅広く情報収集を怠らないようにしましょう。

　そして一見関係のない雑談から、院長がやらなければいけないと考えている事を相手がやりたいと考えるまでのストーリーを作っていくテクニックが求められます。

全く関係のない雑談やスタッフからの不満を聞くだけの場になってしまっては無意味どころか逆効果ですからね……。

教訓5 "スタッフの人間関係の不平不満には首を突っ込むな"

　参考までに僕が個別面談の時に話していた手順を紹介します。

　基本的にはオープンクエスチョンから徐々にクローズドクエスチョンの流れがおすすめです。なぜならば、初めからクローズドクエスチョンで入ると、質問者の意図する返答をさせる事になってしまい相手の本音を聞き出せない事が多いからです。

　導入部ではオープンクエスチョンで入り、相手の生の言葉を聞き出すのがとても大事です。

　ただ、オープンクエスチョンから入ると、半面自分の話したい内容とは逸れた話が展開される可能性も高くなります。逸れた話からどう軌道修正しながら最終的に自分の伝えたい内容を相手に自発的に気付かせるかが腕の見せ所と言えるでしょう。回数を重ねながらスキルを磨いて行ってください。

例）

① この一ヵ月どうでしたか？

この質問に対しては他責をしない自責タイプの人であれば自分の課題であったり悩みなどを言ってくるので、それを膨らませるように話を展開していけば良いです。面談を何度もしているスタッフであれば、前回は〇〇のような課題を言っていたけども、この1ヶ月の進捗はどう？　のように聞いてみると良いでしょう。

　問題は、他人に対する不平不満を言ってくる他責タイプの人で、このタイプの話は解決が困難なうえ放置すると大きなトラブルに発展する事もあるので要注意です。

　不平不満に対しては、ついつい公平な判断を下そうとしてスタッフ間の人間関係にクビを突っ込みたくなってしまうものです。
　しかし、これは絶対NGです。人間関係における争い事はいくつかありますが、多くの場合当事者のどちらか一方が悪いという事はありません。

　にもかかわらず、この手の話に対してクビを突っ込めば自分自身も当事者に巻き込まれてしまいます。
　院長先生は私の話に共感してくれました！　院長先生は〇〇さんの味方なんですね！　〇〇さんは院長のお気に入りだからね……。
　そんな展開になってしまいます。

そのうちスタッフ同士の派閥争いに巻き込まれて要らぬ敵を作ることになるでしょう。

　せっかく双方の話を聞いて解決しようとしたのにこれではトラブルを拡大させてしまい本末転倒です。

　では、どのように対処すべきかというと、他人に対する不平不満については介入してはいけないという事を肝に銘じてください。

　大事なのは自分自身でそういう問題に対してどう自己解決するかに重点をおいて話をすることだと思います。

　簡単に言えば
　あなたの言っているこういう悩みというのは、どんな職業、どんな役職でも起こりえる話だよね？　仮に僕がそこに介入するのは簡単だけど、それでは根本的な解決にならないんじゃないかな？　どうしたら良いか一緒に考えてみよう！
　みたいな流れです。

　例えば、〇〇衛生士は診療が終わってもケアルームでだらだらしていて、掃除などみんなの仕事をあまりしないといった話であれば、「そうか、じゃあ俺から注意しとくな！」

なんて言っては絶対にダメです。

　それをやると相手は個別面談は自分の不平不満を言えば解決してくれる場だと考えて、そのスタッフは次から次へと不平不満を言うようになります。

教訓6　"人は自分に都合の良い事実しか見ない"

　この場合、不満を言っているスタッフは自分ばっかり損な役回りをさせられているという被害妄想に取りつかれてしまっているケースがほとんどで、実際に他のスタッフの意見を聞いてみると必ずしも他者評価とは異なる事も少なくありません。

　つまりは自己認識と客観的事実との間に大きなギャップが出来ている状態です。

　メタ認知が出来ていないとも言えます。

　この手の不満を持ったスタッフの問題解決のためには不満を言うスタッフを宥めすかすのではなく不満を言っている対象者のメタ認知能力を伸ばす事が重要です。

　メタ認知とはジョン・H・フラベルというアメリカの心理学者が定義した概念で元々は認知心理学で使われていた

ものでした。

　このメタというのは「高次の」という意味です。簡単にいえばメタ認知とは自分の思考や記憶を俯瞰して認知するという事です。

　ざっくりしたイメージでいえば自分自身をドラマの主人公にして視聴者の視点から観察するようなものだと思ってもらえば分かりやすいかもしれません。

　より高次の視点から自分を俯瞰したときに、自分の成長にとってこの不満を上司にいう事が適切なのか、それとも自分で処理する力を身に付けるべきか、答えは明白です。

　生きていれば、誰しも理不尽な思いをすることもあります。しかしその不満を言えるうちはマシです。時には言う相手すら居ない事もあります。

　どうしようもならない話にその都度落ち込んでイライラしても仕方ないわけですから……。

　ではどのようにしてメタ認知能力を伸ばすかですが、僕が取り組んでいる方法は

　まず第一に常に冷静である事です。

　第二に相手の言い分を試しに100%呑んで考えてみます。

　第三に自分の言い分と相手の言い分のバランスをとって再検討します。

特にこの第二の相手の言い分を試しに100%呑んでみるというのがカギです。

　これをやってみようにも相手にムカついてしまっているのでなかなか出来ません。敢えて意識的にムカつく相手の言い分を100%呑むのです。

　意識的に……！

　しかし、問題は面談の際にどうやって相手にこれをやってもらうように促すかです。

　参考までに下記の話し方は色んなケースで使えるので一つの方法として覚えておくと良いです。

・ー・ー・ー・ー・ー・ー・ー・ー・ー・ー・ー・ー・

（相手からの不満の話に対して）

　分かるよ！　すごい良く分かる！

　僕もサラリーマン時代、周囲にそんな人たくさん居たなぁ。

すごい腹立つよね！　自分ばっかり損してるって思う
し……。

　ほんと気付かない人って気付かないから、気になっちゃ
う人ばかり損するんだよね、この世の中……。

　でもさ、よくよく考えるとそういう人ばっかりだなって
思うんだよね。

　結局さ、その都度イライラしてたら損じゃない？

　だから、どうやってそういう人と向き合っていくかって
いうのが生きていく上で大事なのかなって思うんだよね。

　ちなみにメタ認知って知ってる？

　メタ認知っていうのはね……。
・―・―・―・―・―・―・―・―・―・―・―

　といった塩梅です。

　行動経済学の分野でも、人は自分に都合の良いものを真

っ先に見ようとすると言われています。

1960年代にイギリスの心理学者ピーター・ウェーソンが、ある実験を行いました。

E　　K　　4　　7

の4枚のカードがある。それぞれのカードには片面にアルファベット、裏面には数字が書いてある。

ここで「カードの片面に母音が書かれていれば、裏面には偶数が書かれている」これを証明するために2枚めくって良い。どのカードを裏返せば良いですか？

この実験について多くの人間は「E」と「4」のカードを裏返すと答えました。しかし答えは「E」と「7」です。

実はこの答えを導くためには、どのカードをめくればこの仮説が否定できるかという視点で考える必要があります。

「K」をめくって裏面に偶数が書かれていたり、「4」をめくって裏面が母音出なかったとしてもこの仮説を否定したことにはならないわけです。

この仮説を否定するためには「E」の裏に母音が出ないか、「7」の裏に母音が書かれているかのどちらかになります。

つまり答えは「E」と「7」の2枚となるわけです。

しかし、なぜ多くの人は「E」と「4」を選択したのでし

ょうか？

　これは仮説を肯定するカードの方に真っ先に注意が向いたからと考えられます。

　私たちは無意識に自分の好ましいと思う方向に意識が向き、その反対へは向かないわけです。

教訓7 **"人間関係の問題を他者に取り除いてもらったところで、将来同じ問題は降りかかる。自分で解決できる人間にならなければ問題から逃げてばかりの人生になるだろう"**

　ピーター・ウェーソンの実験からもわかる様に人は事態を自分に都合の良いように主観的に捉えています。

　それゆえ、先ほどの話で言うと

　"第二に相手の言い分を100％呑んで考えてみます。"

　このワンクッションがとても大事になるわけです。

② 　この1ヶ月を踏まえて今月はどんな課題を意識して仕事に取り組んでいきますか？

　この質問に対しては①である程度話がスムーズに進んでいれば自然と課題は見えてきていると思います。

　問題は、①の時に絶対に不平不満を持っていそうな顔を

しておきながら、普通でした、何も問題ないです。と涼しい顔で言ってくるタイプです。こういうタイプは課題は何？　と聞いても特にありません。と答えたり、優等生のような答えしか返しません。これをそのまま受け止めてしまっては面談の意味がなくなってしまいます。

　ある程度真剣に仕事に取り組んでいれば課題はいくらでも見つかるものです、それがない、あるいはありきたりな優等生的な話しか出てこないと言うのは、そもそも人生における仕事のプライオリティーが低いと言う事です。

　こういったケースでは、まずは仕事というものに対する考え方を変えていってもらう必要があります。それも自発的で納得できる形で。

　例えば、僕がよく話をしているのは、

　人生というのは1日1日の積み重ねだよね、1日は24時間あってそのうち8時間は寝てるわけだから残り16時間しかない。そのうち8時間は仕事をしていて、通勤時間も加味したらもっとかもしれない。つまり、プライベートの時間というのは人生の半分にも満たないわけだよ。

　もし、仕事というのを生きていくための手段と割り切るとしたら、人生の半分以上を生活のためのつまらない作業に充てることにならないかな？

僕は欲張りな人間だからプライベートだけでなく仕事自体も楽しいものにしていきたいと思うし、みんなにもそう思って仕事をしてもらいたいなと考えているよ。

　じゃあ楽しい仕事ってなんだろうって考えると、それって楽しい職場なのかなって思うよね。楽しい職場って何かなって考えると、それは人間関係の良い環境なんだと思う。
　求人していると面接の場でみんな人間関係の良い職場環境で働きたいと口を揃えて言うのだけど、じゃあこの人間関係って言うのは一体何によって決まるんだろうと思うわけ。どう思う？
　僕は、それは一人一人の思いやりなのかなって思うよ。思いやりって何かというと、相手の状況を相手の視点で考える事ができる。困っている人がいればそっと助けてあげる。それを自分だけじゃなくてお互いにできて、そして、お互いにありがとうって感謝しあえるのが思いやりなのかなって思う。
　医院で働いていると、なぜかみんなイライラしてそれをぶつけてしまったり、人間関係がギクシャクしがちだけど、一人一人がそう考えて行動できれば、もっと歯科医院と言う職場は楽しいものになると思うんだよね！
　そういう意味で、僕は君は医院のムードメーカー的なところもあるし、是非頑張って欲しいと期待してるんだ！

と、いった感じです。

　さて、話を戻して、"この１ヶ月を踏まえて今月はどんな課題を意識して仕事に取り組んでいきますか？"という質問の意図ですが、これは問題解決の主体を自分軸に持っていく事を目的にしています。単純にどんな問題を解決しますか？　と言うと自分には如何ともし難い他者との問題をここにあげる人が出てきます。

　他人と環境は変わらない、変わるのは自分だけですから、どんな不遇な環境であれど自らの力でどう克服していくのかと言う意識を持ってもらわないと困ります。なので敢えて"問題"ではなく"課題"と表現することで一歩踏み込んだ主体的な話を期待しているのです。

教訓8　"企業理念を定める事は難しい、しかし、それを浸透させる事はもっと難しい"

③　リーダーの想いを伝えていきます。

　最後にリーダーの想いを伝えていきます。あれ、面談の目的ってリーダーの想いを伝える事が目的だったのに、最後なの？　と思うかもしれません。

　最後で良いんです。むしろ最後でなければいけません。

　やたら意識が高いリ　ダ　は自分の考えばかりを語りがちです。しかし、内容がどんなに正しくて素晴らしくても相手が聞く気持ちになっていなければ全く刺さりません。

重要なのは、何を伝えるかよりも、どうやって相手に話を聞く気持ちになってもらうかです。

　そのためには、まずは相手の話を十分に聞き、相手にとって今何が必要なのかを相手自身に気づいてもらい、主体的にリーダーの言葉を聞きたいという気持ちになってもらう必要があります。

　そういう段取りなしにリーダーが想いを一方的に話し出しても、地に足のつかない意識高い系の人と見られてしまい、スタッフとの距離は離れる一方です。

　リーダーが自分の想いを伝えていく前に、前提として企業理念を定めておくことはとっても大事です。

　歯科医院は世の中に約6万8000軒あります。企業理念がなければ、ただの1/6万8000の普通の歯科医院になってしまいます。それでは働く人間のモチベーションは上がりません。

　6万8000軒ある歯科医院の中で唯一無二、この歯科医院だからこそならなければならないこと、実現できること、それが企業理念です。

しかし企業理念は定めるそのものよりもそれを浸透させることの方がよほど大変です。

　リーダーはそれを壊れたカセットテープのように繰り返し繰り返し伝えていかなければいけませんし、それも一方的に話すのではなく、相手との丁寧な面談の中で相手にその必要性を感じてもらい、伝えていかなければいけません。

　そして、忘れてはいけないのはリーダーの行動もまた、その理念に縛られるという事です。あまり厳しい企業理念を策定すれば組織は硬直化を招きリーダーは規範に囚われて身動きがとれなくなってしまいますし、理念に反する行為をすれば部下は途端にやる気を失います。

02 経営の停滞期への対処法

エピソード3

憧れた自由なんてどこにもない!?

　僕は学生時代とてもややこしい学生でした。

　教師の授業の粗探しをしてそれを指摘したり、何かのルールに納得がいかなければ意地でも従いませんでした。

　高校生の時、僕は文系科目はさっぱりで、どちらかと言うと理系科目の方が得意で、特に物理が好きだったのですが、どんな授業の時でも基本的にノートを取らないわけです。

　授業は一生懸命聞けるのですが、ノートを取るというのがとても苦手で、初めの頃はノートをとっていたのですが、後から見返しても何が書いてるのかよく分からないのです。

　どうせ書いても後から見ないのであれば取るだけ無駄だなと考えた僕はそれからと言うものノートを取るのをやめました（笑）。

それでも物理のテストではほぼ満点がとれていたのですが、ある日先生からノートを提出するように言われて即席で友人からもらったA4用紙に1日分の内容を書いて提出したのです。

　すると先生がめちゃくちゃ真っ赤な顔で怒るわけです。

　「なんだこれは！　こんなものノートとしては認められん！」と。

　僕はそれに対して、

　「A4の紙が複数閉じられればルーズリーフとして認められるのに1枚だったらノートとして認められないと言うのであれば、ノートの定義を明確にしてください！」

　と屁理屈で反論しました。

　すると、先生は「だったらルーズリーフもダメだ！」と怒ってしまい、結局ルーズリーフはノートとして認められないという事になり、クラスの全員から批難されたという事がありました。

　これは自分でも何かの欠陥があるのかもしれない自覚は

あるのですが、定義が曖昧であったり、手段が目的化していて合理性を欠いていると思う事に対して反発心というものがとても強いのです。

　とにかく、納得ができない事であってもルールだから従うべし、という広く社会で一般的に行われている事が僕にはできなかったのです（笑）。

　自分の信じる正義に反するものであればどんなことであれ受け入れられなかったわけです。

　そう言う性格は社会人になっても変わっておらず、研修医を経て最初に就職した医院の院長先生からは１年経たず「先生とはやっていけませんね」とクビ宣言されてしまったり、転職先の医院も院長の経営方針に納得がいかず１年半くらいで辞めてしまいました。

　つまり、僕の開業動機というのは端的に言えば、人に従う事ができない。自分の思うように自由にやってみたいというものだったわけです。

　しかし、いざ開業してみると自由というのはどこにもありませんでした。

口うるさく言ってくる院長の代わりに、保健所や厚生局はややこしい事を指摘してきます。銀行には毎期決算書を提出しなければいけません。

　サラリーマン時代であれば院長の小言に従わなかったところで大したペナルティなんてありませんでしたが、行政や金融機関となるとそうもいきません。
　納得いかなかろうが従わなければ大きなペナルティが課される事になります。

　他にもスタッフは院長だからというだけで素直に従ってくれたりはしません。
　医院の経営をしていると、どこにでも青臭い自分本位の正義感で反抗してくる僕みたいな人間がいるものです。自分が納得いかなければ反抗もしてきます。

　ある時スタッフとの面談をしていて、
　「他人と環境は変わらないのだから、変えられるのは自分だけだよ。自分が変わらなければ状況はよくならない」

　という話をしていたら、スタッフから、

　「先生はそうやって他人である私の考えを変えようとしていませんか？　それは良いんですか？」

と言われました（笑）。

　確かにその通りだなと思いつつも引くわけにはいきませんから
「それはその通りだけど、この話は良い悪いの話ではなくって、そういう心持ちで生きて行った方が自分の成長にも繋がるし、同様の困難に対して耐性を身につけられるよ。という話だよ」

　と伝えたところ、

「では、アドバイスとして言っているのであれば、そうするかしないかは私が決めるという事ですよね！」
　と言われてしまい、

「いや、どう生きるかは君の自由だけれども、雇用契約というものがあるのだから、ある程度雇用主の指示にはしたがってもらわないと困る」

　とちょっとムカつきながら結局、契約上の話を持ち出す羽目になった事があります。

　あなたのためのアドバイスというストーリーで話をしておきながら、最終的には契約の話を持ち出してきて強引に

従わせようとしているわけですから、この面談は完全に失敗です。

しかし、その時ふと気づきました。

あれ、これって僕がサラリーマン時代によく院長から言われてた話と全く同じだな。と。

散々これまで本音と建前の違いに上司に噛み付いて迷惑をかけておきながら、自分も同じこと言っているわけですから、とてもタチが悪いです。

僕は29才にもなって、サラリーマン時代の院長に対してはとても申し訳ない事をしてきたなと心の中で反省したわけです。なんと幼かったことか（笑）。

さて、僕の自省の弁はさておき。

開業理由として自由に診療をしたいという理由を述べる人は少なくないです。

確かに開業によってある種の自由は手に入れますが、それと同じくらい、あるいはそれ以上の不自由も手に入れる事になります。

どこで開業しようが、内装をどうしようが、診療器具にどこのメーカーのものを使おうが、材料に何を使おうが、スタッフを何人雇用しようが、何をさせようが、どんな治療をしようが全て自由です。

　しかし、設備投資にお金をかければ金融機関に対しての返済額は膨れ上がります。スタッフをたくさん雇用すれば毎月の固定費が上がりますし、雇用上の責任が重くのしかかります。

　臨床に関しても決して自由というわけではありません。

　例えば僕が開業して初めてインプラントのオペをするとなった時、勤務医時代は全て医院が用意してくれていたわけですが、当たり前ですが開業してからは全ての段取りを自分の医院でやらなければいけません。

　材料の発注から器具の準備、オペのアシスト、清潔不潔の概念の指導、器具の片付け、在庫の管理、オペの日程管理などなど、オペそのもの以外の名もなき業務は数多くあるわけです。

　これを全て院長がやっていてはとても非効率ですから、スタッフにお願いしたいわけです。

しかし、業界未経験のスタッフであれば、ゼロから教えていかなければいけませんが、そもそもこの辺りの業務って勤務医時代はほとんどやってこなかったわけですから自分自身も教えようにもよく分かりません。

　インプラントメーカーのインストラクターからレクチャーを受けながら自分がまず理解してそれをスタッフに指導していくとしましょう。

　しかし、そのスタッフもいつしか辞めてしまいます。そして、必ずしも辞めていく人が新しい人に全てをレクチャーしてから辞めていくわけではないので、知識や技術の伝承が途絶えれば、またゼロから院長自ら指導する事になります。

　これはインプラントのオペに限りません。

　受付業務であっても同様の問題が発生します。

　人件費を抑えるために必要ギリギリなスタッフ数で運営をすれば、一人でもスタッフが欠けてしまえば医院の運営は立ち行かなくなるため、院長は常にスタッフの顔色を伺いながら日々診療をする事になり、どこにも自由はありません。

かといって、ひとつの役割に対して複数のスタッフを充てれば技術や知識の伝承の問題は解決しますが、一方で大きくなる人件費によって固定費は上がってしまい、それを補うためには自分のワークライフバランスを崩してまで売上目標を高める羽目になり、やはり自由とは言えません。

　とはいえ仮に経験者を雇ったとしても経験者は経験者で、事ある毎に「前の歯医者はどうだった、こうだった」と比較をして不満ばかり口にして指示に従ってくれない人は少なくありません。

　自分のペースでゆったり診療したいという願望があって、勤務医の環境に不自由を感じているのだとしたら、開業によって自由が得られるということは決してないと言う事を胸に刻みましょう。

　なぜならば経営者も自由を求めますが、勤務する側もまた自由を求めているのです。経営者の自由と勤務する側の自由が衝突したとき、経営者が折れなければ働く人間はだれもいなくなってしまいます。

　皮肉なものですが人は自由を求めて起業して不自由な生活を強いられる事になるのです。

嘘だと思うのなら、勤務先の院長に聞いてみてください。「先生は開業する事で自由を勝ち取りましたか？」と。

教訓9 　"目的から逆算して手段を考えていく事が大事"

　自由とは何かという問いに対して、僕は動機（やりたいと思う事）と行動（やる事）との間の何らかの障害が無い状態を言うのかなと考えています。

　つまりやりたいと思って、自分がいつでもやれる状況が自由ですし、何らかの障害によって自分はやりたいのにやれない状況が不自由という事です。

　そして、数ある自由のうちこれから開業しようと考える方が望むのは精神的自由と経済的自由ではないでしょうか。

　具体的には自分のやりたい治療を、使いたい材料で、自分に合ったペースで、気の合うスタッフと仕事ができる状態であり、かつ経済的にも将来に不安の無い状態であると言えます。

　問題はこの精神的自由である事と経済的自由である事を両立する事が難しい事です。

少なくともこの二つを両立している経営者を僕は知りません。

　高級車を乗り回して経営セミナーを開きながら、両立しているふりをしている先生はたくさん居ますが、実のところ、彼らのほとんどは自分の事業で満たされない承認欲求をセミナーの聴衆から満たそうとしているだけなのです（笑）。

　僕が勤務医をやっていた頃は勤務歯科医師の給与は安かったため、将来のキャリアとしては開業一択でした。しかし、現在では勤務医の平均年収は上昇傾向で、うちの勤務医の平均年収は1000万円を超えています。クリニックによっては開業医と勤務医の収入格差はほとんどなくなってきているのが現状です。

歯科診療所（青色申告者を含む）（集計2）　　　（1施設当たり金額）

項目	個人 金額 前々(度)千円	個人 金額 前年(度)千円	個人 構成比率 前々(度)%	個人 構成比率 前年(度)%	個人 金額の伸び率%	（再掲）医療法人 金額 前々(度)千円	（再掲）医療法人 金額 前年(度)千円	（再掲）医療法人 構成比率 前々(度)%	（再掲）医療法人 構成比率 前年(度)%	（再掲）医療法人 金額の伸び率%	（再掲）その他 金額 前々(度)千円	（再掲）その他 金額 前年(度)千円	（再掲）その他 構成比率 前々(度)%	（再掲）その他 構成比率 前年(度)%	（再掲）その他 金額の伸び率%	全体 金額 前々(度)千円	全体 金額 前年(度)千円	全体 構成比率 前々(度)%	全体 構成比率 前年(度)%	全体 金額の伸び率%
I 医業収益	43,074	42,527	99.2	101.2	-1.2	103,853	104,330	99.6	100.1	0.5	*	*	*	*	*	56,684	56,375	99.3	100.7	-0.5
I' （参考）新型コロナウイルス感染症関連の補助金（医業収益（I-4）を除いた医業収益）	—	—	—	—	—	—	—	—	—	—	—	—	—	—	—	—	—	—	—	—
1. 保険診療収益	37,818	36,967	87.1	88.0	-2.3	77,171	76,182	74.0	73.1	-1.3	*	*	*	*	*	46,693	45,822	81.8	81.9	-1.9
2. 労災等診療収益	—	—	—	—	—	229	216	0.2	0.2	-5.7	*	*	*	*	*	—	—	—	—	—
3. その他の診療収益	—	—	—	—	—	24,283	24,364	23.3	23.4	0.3	*	*	*	*	*	—	—	—	—	—
4. その他の医業収益	—	836	—	2.0	—	2,170	3,567	2.1	3.4	64.4	*	*	*	*	*	—	826	—	1.5	—
4.（再掲）新型コロナウイルス感染症関連の補助金（従業員向け補助金を除く）	—	—	—	—	—	—	804	—	0.8	—	*	*	*	*	*	—	—	—	—	—
II 介護収益	364	323	0.8	0.8	-11.3	462	667	0.4	0.6	44.4	*	*	*	*	*	397	408	0.7	0.7	2.8
1. 居宅サービス収益	—	—	—	—	—	408	571	0.4	0.5	40.0	*	*	*	*	*	—	—	—	—	—
2. その他の介護収益	—	—	—	—	—	54	96	0.1	0.1	77.8	*	*	*	*	*	—	—	—	—	—
III 医業・介護費用	30,525	30,200	70.3	71.9	-1.1	97,393	97,610	93.4	93.7	0.2	*	*	*	*	*	45,550	45,362	79.8	81.1	-0.4
1. 給与費	12,392	12,380	28.5	29.5	-0.1	53,786	53,732	51.6	51.6	-0.1	*	*	*	*	*	21,755	21,745	38.1	38.9	0.0
2. 医薬品費	571	607	1.3	1.4	6.3	862	919	0.8	0.9	6.6	*	*	*	*	*	635	676	1.1	1.2	6.5
3. 歯科材料費	3,142	3,356	7.2	8.0	6.8	7,736	7,976	7.4	7.7	3.1	*	*	*	*	*	4,176	4,400	7.3	7.9	5.4
4. 委託費	3,707	3,501	8.5	8.3	-5.6	7,954	7,968	7.6	7.6	0.2	*	*	*	*	*	4,647	4,490	8.1	8.0	-3.4
5. 減価償却費	2,524	2,426	5.8	5.8	-3.9	4,581	4,847	4.4	4.7	5.8	*	*	*	*	*	2,979	2,962	5.2	5.3	-0.6
（再掲）建物減価償却費	—	—	—	—	—	476	511	0.5	0.5	7.4	*	*	*	*	*	—	—	—	—	—
（再掲）医療機器減価償却費	—	—	—	—	—	2,105	2,091	2.0	2.0	-0.7	*	*	*	*	*	—	—	—	—	—
6. その他の医業費用	8,189	7,929	18.9	18.9	-3.2	22,472	22,167	21.5	21.3	-1.4	*	*	*	*	*	11,358	11,090	19.9	19.8	-2.4
（再掲）設備関係賃借料	430	424	1.0	1.0	-1.4	798	841	0.8	0.8	5.4	*	*	*	*	*	514	518	0.9	0.9	0.8
（再掲）医療機器賃借料	256	250	0.6	0.6	-2.3	525	512	0.5	0.5	-2.5	*	*	*	*	*	317	309	0.6	0.6	-2.5
IV 損益差額（I＋II－III）	12,914	12,660	29.7	30.1	—	6,922	7,387	6.6	7.1	—	*	*	*	*	*	11,532	11,421	20.2	20.4	—
（参考）新型コロナウイルス感染症関連の補助金（従業員向け補助金を除く）（損益差額（IV-4）を除いた損益差額）	—	11,824	—	28.1	—	—	6,583	—	6.3	—	*	*	*	*	*	—	10,594	—	18.9	—
V 税金	—	—	—	—	—	1,044	866	1.0	0.8	-17.0	*	*	*	*	*	—	—	—	—	—
VI 税引後の総損益差額（IV－V）	—	—	—	—	—	5,878	6,520	5.6	6.3	—	*	*	*	*	*	—	—	—	—	—
施設数	485	3				138	5				*	*				625	4			
平均ユニット数	3	3				5	5				*	*				4	4			

(注) 1. 「その他」とは、市町村立などの公的診療所である。（以下同様）
2. 「全体」とは、個人、医療法人のほか、市町村立などを含めて単純集計したものである。性質に異なる名称がある「損益差額」では性質上、これらを足し合わせて機械的に算出したものであることに留意。

あくまで平均値ではありますが、個人開業医の損益差額（勤務医で言うところの額面の年収）は約1200万円です。

　しかし、実際にはここから税金を支払い、借入の返済額を差し引いた額が手元に残るわけです。

　開業の仕方にもよりますが、テナント開業であっても5000万円〜1億円程度の費用がかかります。土地からとなればもっと大きな費用がかかる事は言うまでもありません。

　この費用を借入で賄うとして10〜15年で返済していくわけですから、年間で500万近い返済額となります。

　すると、手元に残るお金は果たしてどれだけでしょうか……。

　若手の先生と話していて、将来どんなふうに開業したい？　と聞くと一番多い答えは、収入はそこそこでも良いので、ゆったりと自分のペースで仕事したいです。というものです。

　しかし、彼らが考えるそこそこの収入というのは一体いくらなのでしょうか。

おそらく勤務医の時よりも収入がまさか減るなんて思いもしていないでしょう。

　しかし、現実はとても厳しいわけです。

　"収入はそこそこでも良いので、ゆったりと自分のペースで仕事したい"

　というこの一見するとささやかな夢は、借入なしで開業するのでもなければ、実は荒唐無稽で実現不可能な話と考えていた方が良いでしょう。

　開業して経済的自由を勝ち取ることは決して易しい話ではないのです。

　それは、精神的自由を勝ち取ることも同様です。

　エピソードの中でも触れましたが、人をコントロールする事は困難です。
　どんなに優秀なスタッフであっても様々な事情で職場を離れる可能性はあります。
　自分が開業して、引退するまでずっと寄り添ってくれるスタッフなんていないと考えてください。

そして、転職した経験のある方は自分が辞めた時の気持ちを思い出してください。

　自分の役割を後輩に全て伝え終えてから辞めた人がどれだけいるでしょうか？

　そんな責任感のある人はほとんどいません。

　つまり、スタッフの世代交代によって知識や技術は途絶えていきます。

　仮に医院に蓄積された知識や技術を院長を経由せずに伝承させていくためには、同じ役割を２名以上のスタッフで運営していく必要があります。

　あるいは、スタッフ間での伝承は諦めて、全て院長自身で教育をし続けるかの２択です。

　前者の選択をするのであれば人件費の増大分を補うために売上目標を上げなければいけません。場合によっては目標とする売上を上げるために勤務医の先生を雇用する必要も出てくるでしょう。
　すると今度は勤務医の先生の技術と知識をどう伝えていくかという課題が出てきます。

やはり、最低２名の勤務医を確保する必要があります。

すると……、

この話にはゴールはありません。

多くの読者はこれまで大規模医療法人の経営者を見ていて、この人はよほど野心家なんだろうなぁと思われてきたことでしょう。

しかし、必ずしも大規模医療法人の創業者が野心家ばかりではないのです。

目の前にある様々な問題や課題をクリアしていく過程で自然と大規模化していったケースも少なくありません。

"ゆったりと自分のペースで仕事したい"という願望と、大規模医療法人化、この二つは一見すれば反対の話のように感じますが、実は大規模医療法人化というのは"ゆったりと自分のペースで仕事したい"という願望を叶えるための手段のひとつであるとも言えるわけです。

話を戻して。

全て院長自身で教育をし続けるという後者の選択をした

としましょう。

　仮に35歳で開業して60歳まで続けるとして25年間の間にどれだけこれを続ける必要があるのでしょうか？

　ある時、僕は最近の20代はどれくらいの頻度で転職を繰り返してるのだろうと疑問に感じ、うちの法人に面接にきた求職者の履歴書から平均勤続年数を調査してみたところ、結果は1年と2ヶ月でした。

　仮に歯科医院に求職してくる人たちが平均して1年と2ヶ月で転職を繰り返した場合、

　つまり、院長が引退するまでの25年間だとすると、その間に20回以上も同じことを延々と教え続ける事になるわけです。

　仮に6ヶ月で辞めていくとしたら40回です……。

　しかも、スタッフが辞めればまたリセットされて同じことを繰り返すのかと思うと院長はスタッフの顔色ばかりを伺うようになります。

　言いたいことも言えず、やりたい事もやれず。

いくら人件費を抑えるためとはいえ、果たしてそんなこと耐えられるでしょうか。

　開業して経営者になるということはそういう我慢の連続を強いられるという事なのです。

　院長は医院で起こる問題に対して全責任を負って解決し続けなければいけません。

　それでもなお、開業したいという先生は、開業をして自分が得たいものは何か？　という開業の目的を明確に定めておく事が大事です。

　それは自由を勝ちとりたいとか、経済的に安定したいとか、そういった漠然としたものではなく、何を犠牲にしたとしても絶対に手に入れたい何かがあるとしてそれは何か？　というものです。

　そして、その目的は開業という手段によって得られるのかをきちんと考える必要があります。

教訓10 "開業するという事は自由を失う覚悟をもつという事"

　僕自身も自分が当初考えていた開業のイメージと現実は

大きな乖離があったため、これまでとても大変な葛藤を抱えてきました。

　開業から10年以上たった今でこそ、開業の大変さも含めて開業して良かったなと思えるようになりましたが、その道のりは決して生やさしいものではなかったのです。

　今では社員数100名を超え、日本の医療法人の売上ランキングでもトップクラスに名を連ねるほどに成長することができました。

　何も、開業した先生の方が勤務医の先生より優れているわけでも立派なわけでもありません。マネージャーとプレイヤーの役割の違いに過ぎないわけです。
　野球の世界であっても優秀なプレイヤーがマネージャーよりも高い給料を得ているケースもありますし、何もマネージャーを目指すことだけがゴールではないと思います。

　軽率に開業という選択を取るのではなく、しっかりと自身の将来ビジョンを考えた上でプレイヤーとして生きていく選択をすることも決して間違いではないと思います。

　それでもマネージャーをやりたいんだ！　という方はこの本に書かれている様々な困難を克服し、自由を失う覚悟

を持つことが大事です。

理想とするオペレーションの言語化が大事!?

　医院の売り上げ的にもそれほど人件費を割くことができないとなると、必然的に院長は自分の手でスタッフを指導していかなければいけません。

　また、仮にスタッフ間で後輩の育成を行わせるとしても、人間の言語能力には限界があるため、経営者の意図する内容を劣化なく次世代のスタッフに伝承させていく事はかなり困難です。

　僕が研修を終えて、初めて働いた医院は、TC（トリートメントコーディネーター）が居て当時ではかなり先進的なオペレーションをとっていました。

　ドクターが書いたカルテを読み解いてTCは患者さんに治療方法や補綴内容について丁寧に説明していましたし、カウンセリングの中で出てきた患者さんからの要望などは付箋を貼ってドクターに分かるようにしてくれていました。

ただ、明文化されたマニュアルのようなものは存在せず、オペレーションの指導は一部のスタッフからの口頭での指導がメインでした。

　僕はこのオペレーションがとっても良いなと思っていて、自分が開業する時には是非取り入れようと思っていたのですが、いざ、自分が開業して指導する側に回ってみるとこれをやろうとしてもなかなかに困難でした。

　例えばドクターの書いたカルテを読み解けなければ、カウンセリングにも進めないわけですが、カルテというのは一般的に何をやったかを記載するものなので、過去と現在はわかりますが、それだけでは全体としてどういう方針で進めて行くのかなどの未来が分からないわけです。

　僕ら歯科医師でさえ他人の記録した歯式とカルテだけから、その人がどんな予定で診療を進めているのかを推察するのはかなり困難ですが、それを歯科医師でも無い人にやらせるのはかなり無理があります。

　おそらくは当時の院長が長い年月をかけて指導していったのでしょうが、並々ならぬ苦労が想像できます。
　TCを立てるのが大事というのはよく理解していましたが、いざTCを立てるとなるとそのための整備が簡単では

ありません。

　世の中の多くの歯医者さんでは歯式もさっとしか取っていませんし、カルテにも治療計画を書かない先生がほとんどですから、その状態でTCだけ立ててほらやってごらんと言っても当然上手く行くわけないのです。

　カルテを見ながら、この人はこうであの人はこうでと五月雨式に言葉で伝えるだけでは理想とするTCを含めたオペレーションは実現できません。

　相手の理解力と想像力に期待したところで、スタッフは経営者と同じ考えには至りませんから、それも当然です。

　TCを導入するというのは、人選よりも何よりもそのための仕組みを整備することの方が最も大事なのだなと自分で実際やってみてしみじみ思いました。

教訓11 "どんなに優れた思考も言語化されて相手に伝わらなければ意味がない"

　現在、僕がTCを指導する際にTCの果たすべき役割として話しているのは、「TCの役割は患者と医療者との間に横たわる情報格差を是正することである。そして、患者さんが自ら受けたいと思う治療を自ら選択するために欠かせな

い役割である」

　と述べています。

　これを具現化するうえでどんな仕組みを整えていく必要
があるのかをすこし考えてみましょう。

　患者さんに対してTCが説明しなければいけない内容は
いくつかあると思いますが、

　特に大事なのは①現在の状態、②このまま放置するとど
うなるのか、③今後の方針（複数あれば、その選択肢）で
す。

　第一に現在の状態を伝えるためには、歯科医師は歯式を
きちんと取らなければいけませんし、歯式を分かりやすい
ように資料にまとめておく必要があります。

　この際、歯科医師の取る歯式がざっくりしたものや、い
い加減なものであれば、カウンセリングを行う事で、むし
歯が無いと聞いていたところを後々削る事になったのはお
かしいとむしろ争いのタネを作ってしまう事もあります。

　本来であれば当たり前の事ではありますが、それくらい
の意識を持って歯科医師は歯式を取る必要があります。

第二にこのまま放置するとどうなるかを説明するために
は、カリエスがどのような経過をたどってPulやPerに移
行していくのか、歯周病というものがどのような経過をた
どって歯牙の動揺を引き起こし脱落に至るのかをTCが理
解しておく必要があります。

　第三に今後の方針については記録した歯式を元にして担
当医が理想とする治療計画を立てます。

　その上でTCはカウンセリングに臨み、患者さんとの対
話の中で希望を伺いつつ歯科医師との調整役を務めるわけ
です。

　この流れの中で検討しなければならないのは、歯式を取
る際の補綴物の呼称をどう統一するかといった事や、どの
ような状態であれば、どのような治療をするかと言ったあ
る程度のフローチャートのようなものも予め作成しておく
必要性です。

　また、治療計画書についてはフォーマットを揃えておか
なりればTCが見る際や担当医以外の代診の歯科医師が見
る際に理解に時間を要するようになってしまい、時間のム
ダです。

歯科医師という人間をこれまで見てきて思う事ですが、一般的に歯科医は自分の治療方針を定型化する事と言語化する事が不得意な人が多いです。

　そのため患者さんから突っ込んだ質問されると相手にうまく伝える事ができずに、不機嫌になる人が多いですし、スタッフから聞かれても、答えられずになあなあにする人が少なくありません。

　しかし、自分の中で定型化され、言語化できない治療方針というのは、他者に伝える事はできませんし、他者に伝えられなければ相手に理解を求めることもできません。

　TCの仕組みを導入する際の第一歩としてやらなければいけないのは、まず院長自身の治療方針というものを定型化して言語化する事です。
　それを元にオペレーションのフローを定め、マニュアルに落とし込んでいく。

　このマニュアルを元にしてPDCAサイクルを回していくことが大事です。
　僕が現場の管理職にいつも言っているのは、
　「みんなPDCAのPを蔑ろにし過ぎだ。Pを無くしてDをしてもCもAもできない。熟慮の上決定したPの上にDが

あることで初めて予定と現実とのギャップに対してCとA
が出来て改善のサイクルが回るんだよ」

　ということです。

　院内オペレーションのマニュアル化というのはマニュア
ルそのものに意味があるというよりもそれを作成する過程
において、自分の考えているロジックの粗が露呈しますか
ら、院長自身の取るべき方針が明確になることと、院内オ
ペレーションのPDCAサイクルを回していく上での基礎が
できる事に大きな意味があります。

　大体多くの歯科医院では院長の五月雨式な指示の元にひ
たすらDDDDが繰り返されています。結果的に組織はいつ
まで経っても自立も自律もしないわけです。

　ただ正直なところ、僕自身も常に自身の考えを言語化し
て整理してから相手に伝えられているかというと、五月雨
式に指示を飛ばしてしまう事がしばしばあります。

　焦っていると思慮が浅くなりがちになり、ついうっかり
すれば、マニュアルと異なる指示を飛ばして現場を混乱に
陥れる事に繋がります。

　僕は開業するまで、経営者に必要なのは優れた思考力と

判断力だと思っていました。

　部下から相談されたら明確な指示を出して一つ一つの問題を解決していく。

　それが経営者だと考えていたわけです。

　確かに、1医院をまわしていくだけであればそれでも良いのかもしれません。

　院長は日々いくつもの決断を迫られます。すべての案件について常に一貫性をもって判断を下すというのはかなり困難ですし、いつしか疲弊してしまいます。しかし、院長の判断は常に一貫性を持たなければ部下は混乱してしまいます。

　また、医院が拡大するにつれ、院長の下に副院長だったり、リーダーだったりを置くこともあるでしょう。

　副院長やリーダーが居るにも関わらず院内の瑣末なトラブルに院長が毎回首を突っ込んでいるようでは組織はいつまで経っても成熟しません。

　初めての事態であれば経営者自ら判断を行う事は必要ですが、過去起こった事例や予め判断基準を明示しておけるものであれば判断自体を組織に投げてしまう方が合理的な

経営といえるわけです。

　つまり、院長に求められるスキルというのは思考力と判断力だけでなく、それを周囲の人間に対して理解できる言葉で伝えるスキルが必要だということです。

　特に一人院長から脱却して医院の組織化を図るべきタイミングにおいては必須スキルといえます。

　5人程度の医院であればフラットな組織でも別に構いません。しかしスタッフの人数が10人、20人、50人、100人と増えていけば、フラットな組織体制では、経営者はまともに指示を下し続けることは不可能です。
　組織をピラミッド型へ変化させていかなければなりません。

　しかしピラミッド型組織にするためには管理権限を部下に移譲する必要があります。

　これまで、全ての事態を把握できるポジションに居て、大変ではあるものの、不安感は少なかったものが、部下に仕事を任せる事により、全てをリアルタイムで把握する事が困難になります。

このタイミングで経営者が乗り越えなければいけないのは、全体が把握できなくなる事への不安感、恐怖感に打ち勝つことです。

　末端の情報は中間管理職のバイアスがかかって上司に伝聞されてきます。ですから、中間管理職を介して現場末端の状況を想像力を働かせながら、想像力という第三の眼で見るのです。

　そんな事やるだけ疲れるだけじゃん、と思われるかもしれませんが、組織をどこまで拡大できるかというのは、つまりは中間管理職のレイヤーを何段重ねられるかという事と同義です。

　それが経営者としてのあなたの器と言えます。

　世の偉大な経営者と呼ばれるような人はこれを幾段にも重ねた上で、バイアスのかかった部下の報告の中から事実を見極め、心の目で現場末端で起こっている事態を把握して、適格な判断を行い、それを言語化して指示を飛ばしています。

　そのような経営者となる上で、言語化スキルなくしては医院の組織化は絶対に不可能です。

さて、スタッフに自分の考えている事を伝えるのが不得意という方は以下の事に注意して話すようにしてみましょう。

① 曖昧な表現はしない。
　むかし、辻仁成さんの小説に『冷静と情熱のあいだ』というものがありましたが、それではダメなのです。
　冷静なのか、情熱なのか、その間なのであれば冷静よりの情熱なのか、情熱よりの冷静なのか……（笑）。
　日本人はぼかした表現がとても好きなので、はっきり言う事を避ける傾向があります。
　あっさりめにしない？
　こってりめが良くない？
　疑問形なのは判断権を相手に委ねるってことなのか。あっさりめとは脂肪分がどの程度を言うのか。
　とにかくはっきりしないわけです。

　また、主語を明確にしません。ほぼほぼ目的語だけで会話が成立してしまいます。
　夕飯どう？
　カレー？
　OK！

　プライベートでの会話はそれで良いのですが、ビジネス

では曖昧な表現はNGです。

　出来る限り、定量的な表現を心がけましょう。

　〇〇を早めにやっといてくれんか？ではなく、〇〇を明日までにやっといてください、です。

② 論理的に話す。
　論理的というのは筋道を立ててという意味です。
　これには演繹法と帰納法のふたつがあります。このあたりは『ロジカル・シンキング』（著者　照屋華子　岡田恵子）やネット上にもたくさん記事がありますので、詳しくはそのあたりを見て頂くと良いかと思いますが、すごく雑に簡単に言えば演繹法というのは事実から"そのため"で紡いでいく思考法で、帰納法というのは結論から"なぜならば"で紡いでいく思考法と言えます。

　おすすめは頭のなかで考える時は帰納法で考えて、相手に話す時は演繹法で話すのを心がけるようにすると良いと思います。

　例えば、材料の発注において在庫があるにも関わらず重複して頼んでしまうという問題があったとしましょう。

　まず、この問題に関して帰納法を用いて考えてみます。代

表的な方法としてなぜなぜ分析というものがあります。これはトヨタでのカイゼン活動の際にも用いられている有名なもので、確認された問題からなぜなぜと5回繰り返すことで本質的な原因を探っていく手法です。

　ではやってみましょう。

　「材料の発注において在庫があるにも関わらず重複して頼んでしまう」
　なぜか
　「歯科医師から〇〇が無いと言われると、確認もせずに発注している」
　なぜか
　「在庫がなくて診療に困るという事がこれまでにしばしばあった」
　なぜか
　「在庫量を把握しているスタッフが誰もおらず、発注担当も固定されていない」
　なぜか
　「シフト制なので発注担当を固定する事ができないため、全員が把握する事ができない」
　なぜか
　「棚卸は年一回なので、スタッフ全員が在庫量を把握する機会がすくない」

他にも考えられる原因はあるとは思いますが、例として
このケースであれば棚卸の頻度が本質的な原因なのではな
いかと推察されたわけです。

　では、このまま結論だけ、「来月から月次で棚卸をしてく
ださい！」と言えば伝わるでしょうか？
　そんなことをすれば、おそらくスタッフからは「は、な
んで年一回でも面倒くさいのに毎月やらんといかんの……。
重複して発注する問題と関係ないじゃん！」と一蹴されて
しまうことでしょう。

　何度でも言いますがスタッフが院長と同じ程に深く考え
る事はしませんから、きちんと思考のプロセスまで含めて
話さなければなにも伝わらないのです。

　では、これを演繹法で伝えるとすると、

　在庫の重複発注の件について調査したところ、原因とし
て在庫量をだれも把握していないという事実がありました。
　そのため、在庫量を把握する施策が必要であると考えま
した。
　そのため、月次で棚卸を行う事により年一回棚卸を行う
事よりもスタッフが在庫量を把握できる機会を増やしたい
と思います。

と話すわけです。

どこまで丁寧に伝えるかですが、最低でも理由や目的を添えて伝えるのは必要です。

③　5W1H を詳細に伝える。

曖昧な表現をしてはいけないと似た話ではありますが、指示をする際には5W1H（What 何を　Who 誰が　Why なぜ　Where どこで　When いつ　How どうやって）を明確にする必要があります。

先ほどの例をとって言うのであれば

「スタッフ全体が在庫量を把握するために、毎月院内全体の棚卸をリーダーの田中さんが各エリアごとに担当者を割り振って、結果を取りまとめて翌月３日までに院長に報告をしてチェックを受けたら全体に共有してください。」

となります。

みなさん普段スタッフに指示をする時にここまで丁寧に考えてやってますか？

おそらく「在庫切れ多いからちゃんとチェックするように！」程度ではなかったかと思います。

しかし、ここまで読んでも多くの人は明日から実践してくれないでしょう……

なぜか？

　それは、院長自身にそこまで言わなくったって分かるで
しょ……という甘えがあるからです。

　その甘えと、なんで俺がそこまでやらなきゃならんのじ
ゃというプライドが邪魔をするわけです。

　しかし、自分以外スタッフ全員アメリカ人であっても同
じことを思うでしょうか
　イタリア人だったらどうでしょうか？
　フランス人だったら？　ドイツ人だったら？　ブラジル
人だったら？……

　おそらく、そうか、海外の人には伝わらないんだなぁと
諦めて、詳細に説明するようにすると思います。
　心のどこかに同じ日本人なんだから分かるよねとか、歯
医者で働いてるんだから当たり前だよね、とかそういう甘
えがあるのです。

　経営者の思考が言語化されずに伝わらなくて困るのはス
タッフではありません。外ならぬ経営者自身です。
　ですから、そう思って、つまらない甘えやプライドは捨
てて明日から変わりましょう。

院長は孤独、やりがいなんてない!?

先に書いたように、僕が開業した理由は勤務医時代の閉塞感から自由を求めたのと、自分だったらもっと上手くマネジメントできるという自信があったためでした。

実際に開業してみて試行錯誤しながらの日々ではあったものの、初月から100人以上の新患にも恵まれ、半年後には月間の売上高1000万の大台に乗せることもできました。

開業初期が上手くいったのは内覧会のおかげと商業施設内という立地によるものが大きかったと考えています。

また、新患で来院してくれた方を継続して通っていただくためのメンテナンスへの流れなどが功を奏しました。

キャッシュフロー的にも3ヶ月目には運転資金の減少は底を打ち、勤務医時代では考えられないようなペースで通帳の残高も増えていく中で自分の中では上手く立ち上がる事ができたなという実感もあったのですが、何か心は満たされません。

日々レセコンの日計表の数値だけを追っかけて、1ヶ月

が終わると月計表で年間計画の進捗を確認します。

　開業初年度で1億を超えるということを自分の中で目標に掲げ、週6日勤務と残りの1日はその週を振り返りPDCAサイクルを必死で回し続け、休む間もなく頑張り続けました。

　そして、実際に初年度で1億に到達する事ができたのですが、やはり満足感はないのです。

　なんで、心から望んだ開業だったのにこれほどまでに満足感がないのだろう……。

　答えは明白でした。

　思えば、学生時代はテストで良い点をとれば親や祖父母が「よくがんばったね」と褒めてくれました。
　研修医時代も勉強して診療に臨めば指導医の先生から褒められました。
　勤務医時代も売り上げがよかったりすればやはり院長から褒められるわけです。

　思えば上司というのは小言を言う煩わしい存在であるのと同時に自分の承認欲求を満たしてくれる存在でもあったわけです。

当然のことではありますが、上司ががんばっているからといって部下はそれをみて「頑張りましたね！」や「すごいですね！」なんて言葉をかけて上司の承認欲求や賞賛欲求を満たすなんて事はしません。

　思い返してもそんな言葉を勤務医時代に上司に声かけたこと一度もないわけですから当たり前なんですが、僕の場合、この当たり前の事に開業して改めて気づいたわけです（笑）。

　たまに褒めてくれるのは銀行に決算書を出す時と、税理士の先生から試算表を受け取る時と、ディーラーの営業が材料を持ってくる時くらいですが、そんなに嬉しくありません。

　気づけば僕が欲しかったのは苦楽を共にする仲間からの承認であり、賞賛だったわけです。

　開業して自分がトップに立つと自分の承認欲求と賞賛欲求は自分で満たさなければいけません。完全な自己満足の世界です。

　自己満足だけでひたむきに頑張り続けなければいけないわけです。

果たして世の中に自己満足だけで頑張れる人間がどれほどいるでしょうか？（笑）

　そんな人いるんでしょうか……。

　とにかく、経営者というのは承認欲求と賞賛欲求の無い世界で生きていく事を強いられるわけです。それだけではありません、自分は満たされなくても、社員のモチベーションアップのためには承認欲求と賞賛欲求を他者に与え続けなければいけないわけですから、なお大変です。

　そういう意味では、僕は経営者向きの人間ではなかったのかもしれません。
　僕が望む経営者像というものは社員と一枚岩になって、時に認め合い、賞賛しあい、共に苦楽を分かち合いながら組織を拡大していくというものだったのですから。

　この、少し考えれば想像できる事が、なんで分からないのかというと、勤務医時代の同僚や後輩との関係が経営者になっても続くと誤解している事に起因するのでは無いかと考えています。

　もちろん、勤務医時代ですら同僚や後輩と上手くやっていけない人はそもそも話にならないですが（笑）。

勤務医の時にはできる事がなぜ経営者になった途端できなくなるのかというと、互いに利害関係者になってしまうからだと思います。

　勤務医時代であれば同僚や後輩は勤務態度や処遇を評価する対象ではありませんし、相手もフラットに接してくれます。

　それが経営者になった途端、壁ができます。

　それまで、冗談を言いながら仲良くできたものが、相手は本音で話してくれなくなります。
　何気なく発言した事が大ごととして受け止められることもあります。

　経営者の発言は冗談であっても、社員からは直ちに自分への評価と思われますし、社員はわざわざ自分を不利にする発言や仲間を売るような発言はしなくなります。

　当然経営者と社員との間ではフラットな人間関係を築くなど不可能です。

　経営者は孤独という言葉をよく耳にしますが、全くその通りだと思います。

しかし、もう開業してしまっています。そんなことに思索をめぐらしたところで何も変わらないわけですから、現実を受け入れるしかありません。

　経営者になったら承認欲求と賞賛欲求は捨てるしかありません。他者からの満足を得ることは無理ですから、自己満足で我慢してください。究極のマスターベーションです。

　たまに孤独に耐えきれなくなって社員にすり寄ろうとする人がいます。
　絶対にダメです。そんなことをすればたちまち組織は瓦解します。

　社員はどこまでいっても部分最適の視点しか持ちません。トップが全体最適の視点で是々非々で方針を決めていかねば組織の健全な成長はあり得ません。

　一医院でやっているのであれば、院長不在でも医院が回るなんていうのは嘘です。胡散臭いコンサルの営業トークです。信じてはいけません。

　開業したのであれば、孤独な経営者を乗り越えて、孤高の経営者を目指さなければいけません。

教訓12 "孤独を乗り越えて孤高の経営者を目指せ"

　エピソードの中でも触れましたが開業しても、大してやりがいなんて得られません。

　30過ぎると同級生や先輩がちらほら開業しだします。すると聞いても無いのに開業はああだこうだと解説してくる人が学年に数人絶対います。

　当時は親切な人だなぁと思って聞いていましたが、本当に開業して楽しくて夢中になってやってるんだとしたら、誰がわざわざそんな事するんでしょうか。

　今思えばあれは院内で満たされてない承認欲求や賞賛欲求を外部の人から得ようとしていたんだなと思います（笑）。

　経営者として孤独を乗り越えるというのはとても重要なテーマです。孤独を乗り越えられずにメンタルがやられてしまった経営者や寂しさからイライラをスタッフにぶつけて集団退職の憂き目にあった経営者をたくさん知っています。

　しかし、そんな彼らも勤務医時代はスタッフと良好な関係を築けていたのです。

自分はそんな風にはならないや、と簡単に考えず、リアルに想像してみて本当に乗り越えられる覚悟を持ってから開業した方が絶対いいです。

　さて、僕はどうやってそれを乗り越えたかというと利害関係を希薄化しました。

　といっても、実際には利害関係を完全に絶つことはできませんから、権限を分散させることで自分の権力を薄めたわけです。
　一般的に、ある程度の企業であれば営業部門や製造部門、人事や法務といった管理部門など部門ごとに権限を分散させます。

　これは権限を分散させることで不正を未然に防いだりするだけでなく、その他にも様々な目的があってこのようにしていると思うのですが、こういった組織体について僕はもともと疑問を感じていました。そもそも、営業職の評価は直属の上司かそのまた上司が行なった方が、別の管理部門の人間が評価するよりも実態を反映したものになるんじゃ無いかと考えていたわけです。
　しかし、先ほども触れたように開業して改めて思いましたが、上司が全ての人事権を有していると部下との関係を構築する上でデメリットも多くなります。

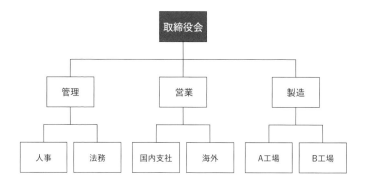

　この人事権を院長から外すだけでスタッフとの心理的な壁は幾分低くする事ができます。

　実際、うちの法人でも僕は給与テーブルの作成や賞与計算のルール、リーダーやマネージャーへの昇進など、仕組みや重要案件に関する部分には口を出しますが、休日などの出退勤の管理やシフトの作成、年次の昇給、賞与の計算にはノータッチです。

　1医院の院長の立場ではこうした組織化することは中々困難ですが、ある程度の規模になればこのような解決方法もあります。

　実際開業してからこれまでの中で一番大変だった時期は

いつかと問われれば、迷わず最初の分院展開するまでの１年間と答えます。

　組織が拡大して新たな課題は増えましたが、それでも１医院の院長をしている時の権限が院長に一極集中する事による社員との関係構築上の弊害は大きなものでした。
　ただ、それでも勤務医時代のように完全に対等な関係を作るということはやはり不可能です。経営者としての孤独感が払拭されることはありませんし、それを乗り越えなければいけないという事には変わりありません。

　僕は開業してからの数年間ずっと何が楽しくて経営者やってんだろうと考えていました。

　経営の方はというと順調に推移していて開業から３年で売り上げは８億を超えました。

　勤務医時代よりは遥かに豊かになりましたし、欲しい車に乗れば何か変わるかなと思って高級車を買ってみたり、欲しい時計を買えば何か違うかなと思い高級時計を買ってみたり、良い家に住めば何か変わるかなと六本木ヒルズに住んでみたりしました。

　それでも全く楽しくないわけです。

今では時計も１本だけで後は処分しましたし、服もユニクロです。

　人生ってこうも虚しいのかと絶望感を感じながら哲学書であったり仏教の本であったり色々読んでは、どこかに前向きに生きるヒントはないものかと思索にふけっていたのです。

　今思えば、こういう時間も無駄ではなかったなと思っていますが、とても辛かった。

　人間、誰しも人生哲学のようなものを内心に持っているのではないかと思います。

　しかし、自分の人生哲学が何なのか気づいていません。

　よほどの苦難でもない限り内心に向き合いそれが何なのかという自問自答をする事ってあまりないからだと思います。

　また、漠然と抽象的には理解していても、自分の人生哲学を言語化して説明できる人はほとんどいないのではないかと思います。

ある時、自分の感情が満たされないのは自分がどんな人生哲学を持っていて何を目指して生きているかが分かっていないからだなと気づきました。

　それからは、自分の人生哲学はこれかなと思ったり、またある日、どうも違うなと思って訂正したり。僕はこの憂鬱な数年間そんな日々を送っていたのですが、要は経営者の役割とは何か、働く意味とは何か、生きる意味とは何か、自分が納得できる明確な指針を求めていたわけです。

　今でも僕の人生哲学はこれだ！　と単純明快簡潔に述べることは困難ですが、それでも昔に比べれば自分という人間がある程度言語化して説明できる程度には分かってきたような気はしています。
　哲学や仏教に関わる本を読んでいて、だからと言って幸福になる方法は結局見つかりませんでしたが、人間が不幸になる理由はある程度言語化して説明できる能力は身についた気がしています（笑）。

　僕が感銘を受けたものをいくつか抜粋して紹介したいと思います。

"幸福は自ら足れりとする人のものである"

アリストテレス

"幸福と享楽との外部的な源泉はいずれもその性質上さっぱり当てにならない不確実で儚いものであって偶然によって左右される。人の本来有するものこそ幸福の真の源泉、唯一の永続的な源泉である"

ショーペンハウア
（『幸福について』橋本文夫　訳、新潮文庫　1958年）

"精神主義は、自家の精神内に充足を求むるものなり。故に外物を追い、他に従いて煩悶憂苦することなし"

清沢満之
（『現代語訳　精神主義』藤田正勝　訳、法蔵館　2004年）

　多くの人にとって、幸福を感じる瞬間というのは他人からの承認欲求や賞賛欲求が満たされた時であるが、当たり前だけど、これらは自らの手で満たすことは出来ない。

　他者を通じてでしか満たされることのないこの欲求を、ショーペンハウアは幸福の外部的源泉と表現していて、幸福を満たす手段としてこれに頼るばかりでは環境の変化や他人の心情の変化といった自分ではどうしようもコントロール出来ない不確実なものに自己の幸福感情を左右される事になる。
　そうではなくて自分自身を唯一の幸福の源泉として持つ事が永続的で幸福な感情を得る上で大事だとアリストテレ

スや清沢満之は言っているのである。

　言うは易し、行うは難しではあるが。

"つまらぬ名誉欲が君の心を悩ますのであろうか。あらゆるものの忘却がいかに速やかにくるかを見よ。また、我々のことをよくいうように見える人々の気の変わりやすいこと、思慮のないことを、以上のものを囲む場所の狭さを。全く地球全体が一点に過ぎないのだ。そして我々の住む所はこの地球のなんと小さな片隅に過ぎぬことよ。そこでどれだけの人間が、またどんな人間が、将来君を褒め称えるというのであろうか"

マルクス・アウレリウス
（『自省録』神谷美恵子　訳、岩波文庫　2007年）

　マルクス・アウレリウスはローマ帝国の皇帝ですが、哲学者としての一面もあります。その彼の言葉はいずれもが現代でも通じる内容だなと思います。

　我々の持つ名誉欲についてもマルクスはみんながこだわる名誉というものがいかにつまらないものなのか、そんなものにこだわったところで人々はあっという間に忘れちゃうよと言っています。まさにその通りだなと。

"人は田舎や海岸や山に引きこもる場所を求める。しかしこれは皆極めて凡俗な考え方だ。実際いかなる所といえども、自分自身の魂の中にまさる平和な閑寂な隠家を見出す

ことはできないであろう。この場合、それをじっと眺めているとたちまち心が完全に安らかになってくるようなものを自分のうちに持っていれば、なおさらのことである。そして私のいうこの安らかさとは良き秩序に他ならない。であるから絶えずこの隠れ家を自分に備えてやり、元気を回復せよ。そしてそこには簡潔であって本質的である信条を用意しておくが良い。そういう信条ならば、これに面と向かうや否や直ちにあらゆる苦しみを消し去り、君が今まで接していた事に対して、何の不服も抱かずにこれにもどっていけるようにして返してくれるだけの力は、充分もっているであろう"

マルクス・アウレリウス
（『自省録』神谷美恵子　訳、岩波文庫　2007年）

　経営者をやっていると思い通りにならない社員との関係に苛立ちを感じたり落ち込んだりする事があります。

　そんな時はついつい現実から目を背け逃避したくなることもあるでしょう。ある人は仕事なんて手放して隠居したいと考えるかもしれません、またある人は高額なブランド品や、高級クラブに通い詰めて散財する人も少なくありません。

　マルクスは「現実から目を背け、逃避したところで自分の心の平穏を取り戻すことは絶対にできないよ、自分の心の平穏を取り戻す手段は自分の内心の中に置くべきであり、

それは良き秩序である、そしてその中には簡潔で本質的な信条を用意しておくのが良いよ」

　と言っているわけです。

　僕もまさにその通りだなと思っていて、僕はこの信条というものは人生哲学とかそういうものなのかなと解釈していて、まずは自分の人生哲学を明確にする事。それもわかりやすい言葉でいつでも思い出せるような状態にしておく事が大事だと思っています。

　その上で自分が誤った選択をしようとしてるのではないかと自己葛藤する時は、その人生哲学に従って判断を下すという事を心がけるようにしています。

"事物は魂に触れることなく外側に静かに立っており、わずらわしいのはただ内心の主観からくるものに過ぎない"

マルクス・アウレリウス
（『自省録』神谷美恵子　訳、岩波文庫　2007年）

"全ての煩悶憂苦を以て、全く自己の妄念より生ずる幻影と信ずるにあり。即ち我は外他の人物を苦しめること能わざると同じく、外他の人物も我を苦しめること能わざるなり"

清沢満之
（『現代語訳　精神主義』藤田正勝　訳、法蔵館　2004年）

マルクスも清沢満之も、人はついつい自分の苛立ちや苦しみの原因を外部環境のせいにしがちである。しかしそれは外部環境により生じたものではなく、外部環境を見て自分の内心がそう自覚させているに過ぎないわけである。

　自分の苛立ちや苦しみを取り除く手段として環境を変えようとするのは何の解決にもならず、自分の内心における幻想を取り去ることが大事ですよ。

　そうしないと、永遠に外部環境に翻弄され続けることになってしまうよ。ということを言っているわけです。

　しつこいようですが、経営者として生きていくためには、この外部環境に対する自己の孤独感や焦燥感とどう向き合っていくかというのがとても大事になります。

　人は孤独である事はとても耐え難い事です。しかし、僕は過去幾千年の間、人の上に立ってきた偉大な指導者であっても、高い知性を持った哲学者であっても、この孤独感から解放された人はおそらく居ないのではないかと思うのです。

　故に、多くの指導者や哲学者たちは様々な言葉を残す事によって自分を戒めてきたのではないかと考えています。

　孤独であることに抗っても避けられないのであれば、どう孤独を受け入れて前向きに生きていくか、それがとても大事です。人の上に立ちながらも孤独にならない方法は正

02

経営の停滞期への対処法

直なところないと思います。しかし、孤独を受け入れた上で前向きに生きていくためのヒントを過去の偉人たちは伝えてくれているのです。

外部からとった男性管理職が潰れていく!?

　2011年の11月に富山で一件目の歯科医院を開業してからの3年間、当時は経理業務や給与計算はアウトソースしていたものの、法人内でおこる様々な問題解決や新規開業の準備などは僕が携帯電話一つで行っていました。

　朝から晩まで電話はなりっぱなしで、診療の合間でも対応し続けました。

　しかし、4医院目のオープンを控えて流石にそれも限界にきているなと思い、本部機能を作ろうと考えました。

　ただ、いざ本部機能を作るにしてもどこに事務所を構えるのか、事務職員の採用はどうすればいいのか、本部機能とは具体的にどういうことをやれば良いのかなど、一般企業で働いたことのない自分にはまったく想像もできない世界でした。

　まず、本部の機能として最初に目指したのが新規開業や

既存医院のオペレーション指導の際に鋳型となる役割でした。

　とりあえず六本木ヒルズの中のレンタルオフィスの一角に事務所を構え、医院から受付業務、TC業務、DH業務のモデルとなるスタッフを揃え、早速ありとあらゆる医院のオペレーションのマニュアル化に取りかかりました。

　マニュアルはそれなりに良いものが出来て、新規開業でも役に立ったのですが、1〜2年も経つと医院が独自の改良を加えて、僕の想定していた院内オペレーションからかけ離れていってしまうわけです。
　なかなかうまくは行かないものです。

　当時はある程度法人が拡大してきて、それに伴い新患もついていてくれたため集患の面では特に問題はありませんでした。あとは理想通り現場が運営してさえくれれば上手くいくはずなのにというところでした。

　これを医院の自立と見れば聞こえは良いのかもしれませんが、見方によっては組織のガバナンスが効いていない状態とも評価できます。
　どうすれば組織の属人的な課題を解決し、組織全体の業務の標準化、サービスの平準化を両立できるのだろうか。そ

んなことに常々頭を悩ませていました。

　マニュアルを作成する事は簡単です（とは言えかなりの時間と労力をかけましたが）。しかし、「マニュアルを読んでおいてね！」程度ではあっという間に形骸化してしまいます。そもそも現代人の活字離れを舐めてはいけません。読まれない可能性の方が高いです。

　マニュアルを落とし込む事。それを守り続けてもらう事は作ることよりもとっても大変なのです。

　マニュアルは読まないと実行できないレベルを超えて、企業文化と呼べるほどに身体が勝手に動くくらいに職員全体に落とし込んでいかなければいけません。

　車の運転で例えれば、シフトダウンの時はクラッチを踏んでシフトチェンジをしてアクセルを煽って回転数を調整してからクラッチを離すんだと頭を使いながら自動車を運転してるレベルではなく体が自然に動いてシフトダウンできるレベルにまで引き上げないと組織全体の業務の標準化、サービスの平準化を両立する事は出来ないのです。

　しかし、それは一朝一夕には叶わないのです。

なぜ成熟した医院では治外法権化が起こるのかを自分なりに分析しました。

　多くの人間にとって、その行動原理の大部分を占めているのは他者からの承認欲求です。

　そして、承認欲求を得るためには、遠くの上司よりも近くの同僚を対象にした方がより簡単に得られるわけですから、現場は現場にとって都合の良い取り組みをし始めます。

　思えば、自分が勤務医の時も、法人本部との関係性よりも現場の人間との関係性を重視していましたし、それも当たり前なのかもしれません。

　現場の意向と本部の意向のベクトルがあっている部分については何の問題もないわけですが、これがひとたびズレた時、現場は現場の意向を優先しようとするわけです。

　『踊る大捜査線』でいうところの青島刑事です。

　決断力と決定力とスピード感を優先して、長期的な視点や段取りはおざなりになります。
　この状態では現場はどんどん治外法権化してしまって短期的な視点での部分最適化の思考で動くようになってしま

い問題です。

しかし、これを蔑ろにしてトップダウンを強行してしまうとそれはそれで、現場のモチベーションを低下させてしまいます。

ではどうすれば良いのでしょうか……。

そんな事に頭を悩ませるようになった頃には法人は結構な規模になっており、北は仙台、南は三重まで6医院を展開するまでに成長していました。

僕がとった方針は、まず3年ほどかけてクリニックの再編を行い、都内にクリニックを集約させることでした。

また、スタッフのローテーションを導入しました。

付随して、スタッフのクリニックへの帰属意識は低下するだろうと懸念していたため、トップダウンでのガバナンスを強化させるために外部から管理職を雇い入れ各院にマネージャーとして配置しました。

これによって、現場クリニックの治外法権化の解消、ガバナンスの強化が図れる。と見込んでいたわけです。

が、そうも上手くはいかないものです。

配属前の初期研修や初期のミーティングでは現場に配置したマネージャーは様々前向きな意見を出してくれ、そのいずれももっともな意見でした。

あるマネージャーは「まず、我々がマネジメントをしていく上での行動指針を定めていく必要がある」と述べ、行動指針を作成しました。

また、あるマネージャーは「スタッフ一人一人と対話をして、我々が受けいれられることが大事だ」と述べ、個別面談を行うようにしました。

また、あるマネージャーは「KPIを設定して、それを達成した時にご褒美が必要だ」と述べ、何をKPIとするかを検討しました。

しかし、月日が経つにつれて段々と各マネージャーからの話はトーンダウンしていきます。

「行動方針なんて立てたところで絵に描いた餅になってしまって意味ないよね」

「スタッフと面談をしていても心を開いてくれず、口を開けば愚痴ばかりでお悩み相談室にしかならない」

　「クリニックでノートパソコンを開いて資料を作っていると、スタッフから邪魔者扱いされて辛い」

　「あるスタッフから、マネージャーって何も仕事してないけど必要ですか？　と言われました」
　などなど。

　本来、現場をマネジメントしてトップ層の負担を軽減するためのマネージャーであったものが、結局マネージャーとスタッフが上手くやれるように調整する業務が新たに僕に追加されたわけです。
　しかし、これでは仕事が楽になるどころか、余計な仕事が増えただけで、コストをかけてマネージャーを外部から取り入れた意味がありません。

　それどころか、医療のこともわかってない人にあれやこれや言われたくないです。とむしろ現場スタッフのモチベーションを下げる結果となってしまいました。
　これについて、現場に管理職を設ける場合二つの方法があるわけです。一つは歯科医院の現状をよく知っている人間に対して管理職教育を行ってマネージャーとするケース。

もう一つは外部で管理職をしていた人間に対して歯科医院の現状を理解してもらいマネージャーとするケース。

今回は後者を選択したわけですが、これが結果的には上手く機能しなかったのです。

結局、マネージャーは次々と退職していき（中にはノイローゼ気味になってしまったマネージャーもいました）、現在では後者の選択は諦めて、前者の方針をとって管理体制を構築しています。

どうしてこうなってしまったのでしょうか。

見ていると、どうも、現場の職員から嫌われる男性管理職には特徴があるなと感じました。

森を見て木を見ない人が嫌われるわけです。

その中でも、所謂「意識高い系」と呼ばれるような地に足のついてないただただ前向きな人というのは特に嫌われている気がしました。

それも実際に役に立っているかどうかは別として生理的なレベルで、です。

現場のスタッフからの支持を集めるためにはマネージャーが自分たちよりも仕事ができていないとダメですが、一方で、その仕事というのは自分たちがやっている仕事のことであって、マネージャーの仕事ではないわけです。

　一般的に管理職業務というのは木と森の話で言えば、森を見ながら全体最適を行っていくことが大事で、木を見ながらの部分最適は各々が行うべき事と言えます。

　ですから、管理職経験者は森を見て話をする人が多いです。ある程度木となる側の人間の方が立場が弱ければマネージャーが木を見ず森を見て発言しても多少不満を感じつつも「はいはい」と従ってくれますが、歯科医院においては医療職は完全な売り手市場ですし、現場のスタッフの方が立場が上です。
　森だけを見て発言しようもんなら現場スタッフ総出で追い出されてしまいあっと言う間にメンタルはやられてしまいます。

　僕なんかは経営者の立場ですから、意識が高いだけ低いよりも幾分マシじゃないかと思うのですが、現場スタッフから見れば、意識が低くても地に足のついて行動する人間の方がよほど好かれるわけです。

世の中の企業の大半というのは組織の末端ほど立場が弱く、上に行くほど立場が強くなります。これが世の中の当たり前です。つまりそんな世界でいくら管理職経験があったからといって、歯科医院においての管理職が務まるかというとこれは全くの別問題なのです。

　木を見ず森を見るのが、一般的な管理職の姿だとすると、木を見て森を見るのが歯科医院における管理職に求められる視点です。

　しかし、そんなレベルの高いスキルを持った人材なんてどこにいるでしょうか。
　そんな人は世の中にほぼ居ませんし、居たとしても歯医者で雇えるような安月給では到底働いてはくれません。

　つまりは、外部から管理職候補を雇うなんていう事は早々に諦めて社内で養成していくことを考えるしかないわけです。

教訓13 "歯科医院の管理職は木を見て森も見るスキルが必要"

　木を見て森を見ず。という言葉があります。ディティールばかり追求して全体を見誤るなよという意味なわけですが、一般の労働者はほぼ木しか見ていません。

これが管理職になると今度は森しか見ていないわけです。

　木しか見てない現場のスタッフに、森しか見ずにマネージャーが指示を出したところで何も響かないどころか、森ばっかり見ていて、木を見ろよとスタッフは愚痴をこぼし始めます。

　これが一般企業であれば、スタッフは新橋の飲み屋で愚痴をこぼしながらも粛々と働き続けるでしょうが、歯科医院となると、あっという間に機能停止して終わりです。

　場合によっては集団退職の憂き目に会うことも決して少なくありません。

　歯科医師の求人倍率は6倍、歯科衛生士の求人倍率はなんと21倍です。サラリーマンをやっていれば手厚く扱われ、好き勝手が許されたものが、経営側になった途端に立場は逆転するわけです。
　当然、現場スタッフに気遣いの出来ない、寄り添えない経営者や管理職は簡単に淘汰されてしまいます。

　歯科医院の経営者、管理職に求められる能力というのは、木も見て森も見る力。
　つまりは全体最適の視点を持ちつつ各々の現場スタッフ

が求める部分最適との間の調整を図れる人間という事です。

　そして、これは非常にハードルの高い要件と言えます。
　では、管理職を外部ではなく、内部から養成しようとす␣
るとどのような問題が起こるでしょうか。

　歯科の現場スタッフは非常に高い求人倍率の中で生きて
いますから、一般企業に勤める人間に比べて、わがままな
上に個性が強いです。そして、それを当然の権利だと思っ
ています。

　自分たちの職場環境をより良くする事を、組織全体のた
めでもあると本気で考えています。

　「営業時間を縮めた方がいい」とか「患者毎の診療時間を
伸ばした方がいい」とか「セミナー代を補助しないのはお
かしい」とか「この器具を使いたいから医院負担で購入し
ろ」とか平気で言います。
　医院の売上がどうとか、経費がどうとか、そんなことに
は基本関心はありません。

　ただ、自分たちが働きやすい環境を作ることが組織全体
のためでもあると考えているわけです。

無論、ES（従業員満足度）の向上は企業経営においてとても重要である事に異論はありません。しかし、それは当然売上やその他の経費、利益等を勘案してバランスをとりつつ行うべきであり、ES の向上は手段であって目的ではないわけです。

　企業の健全成長が目的にあって、手段としての ES の向上なわけです。

　しかし、恵まれた環境に生きている歯科のスタッフは ES の向上が目的化していますから前述のような話になってしまうわけです。

　つまり、内部養成における課題は外部から管理職を持ってくるケースとは真逆で、今度は木を見て森を見ずになるという事です。

　実際に、「うちは衛生士のリーダーがしっかり管理してくれているから自律して回っているよ」という院長先生がたまにいるのですが、医院を見学してみると、多くの場合は勤務医や衛生士が欲しいと言えばなんでも備品や器具を購入するし、院内には期限切れで管理されていない不要在庫が溢れかえっています。
　オペレーションも医療者側にとって都合の良いものにな

っていて、利用者の目線は損なわれています。

そんな医院をこれまでたくさん見てきました。

教訓14 "PL、月計表データと日々の業務が肌感覚でリンク出来るほどになれ"

さて、内部養成における課題は、木を見て森を見ないスタッフをどうやって大局観を持って森を見るようにさせるか、ですが、これはPLやBS、月次での新患数やレセプト枚数と現場での感覚を一致させていくことに尽きるのかなと思っています。

医院全体の売上はどれくらいかな、それは具体的には院内におけるどの業務で発生しているのかな。

原価はいくらかな、具体的にはどこで使うどんな材料によって発生しているのかな。

この治療での粗利はいくらなのかな。

時間あたりでどれくらいの粗利を生み出したのかな。

人件費率は何％かな、現状でのスタッフ数は適切かな、感覚的な多忙感とは一致しているかな。無駄な作業によって人材リソースは食われていないかな。

広告宣伝費はいくらかな、一人当たりの獲得コストはどれくらいかな。患者一人当たりのLTVとの比較で言うとそれは妥当かな。

　などなど。

　言い出したらキリがないですが、日々の業務の結果が月計表やPL、BSとなって表れてくるわけですから、これらが肌感覚で結びついて理解できるようになるまでひたすら教育し続けるしかありません。

　当然、院長先生自身がこれが出来ていないようであれば、管理職業務を部下に任せることは不可能です。

　最近では事務長業務のアウトソースが流行っているようですが、そんな事をしていたら、永遠にスタッフは成長しません。
　まずは院長先生自身がPLやBS、月計表と日々の業務が結びついて肌感覚で理解できるところまで成長して、その後に管理職を養成する段階になります。

03 組織管理の基本を身に付ける

組織の成長は
トップのモチベーション次第!?

　2011年の秋、僕が開業をしようと決意した時には、まだ29歳でした。

　大学の同期の中でも最初の開業でしたし、誰にも負けたくないという気持ちは強かったです。

　これまで働いてきたどの院長よりも上手く経営してやるという自負もありましたし、そういったライバル心や、今の法人はおかしい、もっと働く人間にとってやりがいを持てる組織を作るんだという正義感が原動力になっていました。

　開業からの1年間で売上は1億を超えましたし、法人化して3年目には約9億まで売上を伸ばすことが出来ました。

　その後は上手くいくこともあれば苦い失敗も経験しました。

　それが開業から10年、現在では40歳ですから、月日が

経つのは本当に早いなと思います。

　開業するまで、僕は世の中の起業家と言うのはよほどの野心家なんだろうと、10億を超えるような法人の経営者は、ワクワクするような日常をきっと送っているんだろうと思っていました。

　僕は愛知県の田舎の出身で、勉強もそれほど好きではなく、高校も大したところへは行ってません。
　大学も最初は受験に失敗して滑り止めの滑り止め、一応通ったものの、途中で嫌になってサボってばかりいました。1年の仮面浪人を経て歯科大学に入学し直してからも、いまいち真剣になれませんでした。定期試験はとりあえず合格する程度の点数が取れていれば良いかなと思っていたし、歯科の勉強してるよりは他の資格の勉強でもしてる方が楽しいかなと思って司法試験を受験してみたりと日常が退屈で退屈で仕方なかったのです。

　歯科医師になってからは人並み以上には努力してきたつもりではありますが、それでも次第に退屈な日常への不満は溜まっていきました。

　そんな僕にとっては開業して組織を拡大する。日本一の医療法人を目指すというチャレンジはとても刺激的で魅力

的だったわけです。

しかし、実際に経営者になってみて分かったことですが、同期や同業者に対するライバル心と言うのはモチベーションとしては長続きしないものです。

ある程度売り上げが順調に伸びていって、ライバル心が満たされてしまうと、そんな事どうでもよくなるのです。

あんなにライバル視してベンチマークにしていた大手の医療法人の理事長も気付けばもうおじいちゃんです。

相手は僕の事なんて気にもとめていません。

散々上司にぶつけてきた青臭い正義感も経営者となってしまえばぶつける対象もいなくなります。

結局は全て自分本位な幻想の世界で戦っていたに過ぎないわけです。

ある時ふとその事に気づいてしまいました。そして、それからというものやる気が無くなったわけでは無いのですが、頑張る理由を見失ってしまいました。
人は幸せになるために生きると言う人がいますが、人の

幸せとは何かという事を一律に定義づける事は困難です。

　不安のない生活は幸福だと言われれば、それは退屈な人生だと反論できますし。

　刺激的な日常は幸福だと言われれば、それは不安に満ちた人生だと反論できますし。

　家庭を持つことが幸福だと言われれば、それはプライベートが拘束されて可哀想だと反論できますし。

　独身が一番だと言われれば、それは寂しい老後を送りますよと反論できます。

　自分の中で幸せとはどんな状態かという事を自問自答してみてもよく分かりません。

　お金があって、欲しい物が手に入れば幸せかというとそうでも無い気がします。

　そもそも欲しい物というものが本当に欲しかったか甚だ疑問です。

　他の人よりも高いものを身に着けたい、高級車に乗りた

い、それは本当に欲しかったのか、つまらない虚栄心と賞賛欲求に惑わされていたに過ぎないのか、今となってはよく分からないのです。

　事実、欲しいなと思ったものは大体手に入れてみましたが、手に入れてみても幸せになった実感はありませんから、きっと欲しかったわけでは無いのでしょう。

　そのうち、段々と欲しいものが枯渇していきます。欲しいものが無いのであれば、それを手に入れるための手段であるお金を稼ぐ理由も無くなってしまいます。

　もし仮に働く意味というものをお金を稼ぐための手段として割り切ってしまうとしたら、もはや働く意味すらよく分からないわけです。

　果たして人間はなんのために生きているのか、そのような疑問を抱きます。

　2022年現在、我々の法人は関東に4医院あり、売上高約15億円の規模になりましたが、これが僕の器なのかなと思っています。

教訓15 "人は承認欲求の奴隷である。経営者は承認欲求のない世界でモチベーションを維持しなければいけない"

結局、人間というのは何歳になっても幼少期の感情からは逃れられないのかなと思います。運動会で一等賞を取ったよ、テストで100点を取ったよ、希望校に合格したよ、そういう報告をして親から頑張ったねと褒められたい。

親から自立して大人になったとしても、そういった承認欲求や賞賛欲求の呪縛からは逃れられないわけで、仕事を頑張るのも、何かの成果を上げるのも、親でなくとも誰か尊敬する人から認められたい、褒められたい願望を満たすための迂遠な手段に他ならぬわけです。

一方で自分が尊敬していない人からいくら褒められたところで、認められたところで、満足などしません。あくまで自分が尊敬する人から承認欲求や賞賛欲求が得られた時に満足するわけですが、幼少期に親に抱いていた尊敬の念というのは自分が未熟であったが故により際立っていたに過ぎないわけで、そのような念を大人になってから他者に抱くことは無いのでは無いでしょうか。

過去、偉大な哲学者や宗教家が一様に言うのは、承認欲求や賞賛欲求などといった他者に対して求めるようなもの

は真の幸福には繋がらない、そしてそのような考えは他者に対する執着心によって生じるのだから、執着自体をなくすべきだし、移り行くものに執着することは無意味で無価値だよねというものです。

　仏教で言うところの色即是空、空即是色、諸行無常、諸法無我です。

　全く、その通りです。

　では一体、何のために生き、何のために働くのか。

　その答えは僕にもよく分かりません。

　そして答えなど無いのでしょう。

　もしかしたら、死ぬ間際になってこの答えに行き着くかもしれませんし、結局分からないまま死んでいくのかもしれません。
　生きることについて深く考えすぎなだけで、ただの暇つぶしに過ぎないのかもしれません。

　ただ、一つ言える事は、経営者の望む以上に組織が大きくなる事はありませんから、経営者が前向きさを失ってし

まえば組織の拡大はそこで終了。あとは衰退するのみです。

　経営者を続けていれば社員は増えていき、雇用を担う責任は増えるばかりです。自分の感情はともかく、経営者となった以上は日々の課題を克服し、組織を成長させていくことが、少なくとも協力してくれる社員に対して責任を果たすという事なのでしょう。

　それが、経営者という生き方なのだと思います。

教訓16　"善人なおもて往生を遂ぐ、況んや悪人をや"

　これまで様々な法人の理事長に会ってきましたが、ある程度の売上規模に出来た人で幸福そうな人はちょっと馬鹿でただただ前向きな人が多い印象です。

　一方で、とても経営をしっかりされているのに幸せそうでは無い人を沢山みた事があります。

　おそらく、前者は自分の行為が本気で他者のためになると信じて疑わない人。後者は自分の身勝手に人を巻き込む事に少なからず罪悪感を抱く人なのかなと思います。
　親鸞の言う悪人正機説に似たところがありますが、自分の行動を客観視すればするほど罪の意識に囚われるわけで

す。

　この後に触れますが医院経営においては企業理念が重要
になります。一方で時として企業理念を都合よく解釈して
反論される事も出てきます。そういった場合、勇気をもっ
て朝令暮改ができるかが立派な経営者と呼べるかどうかの
境目となります。優秀な経営者はみんな自分の事を棚に上
げて偉そうな事を言っているわけです。
　それでいいのです。
　しかし、そこから罪悪感は消え去りません。
　ちょっとバカでただただ前向きな経営者というのは自分
の行為を完全に正当化できる分幸せなのでしょう。

教訓17 "歯科医院の中長期的成長にはしっかりとした大義を持つことが大事"

　歯科医院の経営は一見するとシンプルな様ですが、実際
にやってみると絡み付いた複雑な人間模様を一つ一つ紐解
きながらバランスを取っていくというとても骨の折れる作
業をしていかなければいけません。

　その際カギになるのは働く人間を束ねるための軸です。

　企業理念とか、ミッションとか、そういったものがそれ
に相当します。

「そんなもの無くても回っている会社なんていくらでもあるじゃん」「昔バイトしてたところなんてそんなの意識した事ないよ」

それは事実です。

ではどうして、歯科医院ではそれが大事になるのでしょう。

例えば就職したいランキングで上位に入る大手商社や大手不動産など大手総合商社なんかで、「僕は年間数十億の売上を上げています」と言う社員が居たとして、彼は社内においてはそれが通用しますが、いざ独立しても数十億の売り上げが上げられるかというとそうではありません。

大手商社や大手不動産の看板の下で仕事をしているからこその信用力がその売上を上げるための必須要件であり、仮に独立してその看板を失えば、数十億の売上を上げられる保証などどこにもないわけです。

そんな事はその本人が一番理解しています。

しかし、これが歯科医院となると、どれほど法人がマーケティングに力を入れて集患をしようが、スタッフの教育をしてオペレーションの効率化を図ろうが、そんな事、歯科医師は関心がありません。

自分で売上を月間500万上げていれば、独立しても月間500万の売上を上げられると本気で思っています。

集客　⇨　サービス　⇨　売上

　といった、サービス業の簡単な図式において、真ん中のサービスを提供しているだけで歯科医院経営が出来ると誤信してしまうわけです。

　つまり、そのような誤信がある中で、職員がその法人に勤める理由はなんでしょうか。

　それは、歯科医療を提供する。という当然の理由以外の大義が何かあるか、です。

　歯科医療を提供するだけなら、どこで働いても良いし、別に独立しても良い。何なら他人に金取られるくらいなら自分でやりたい。と誤信している人々にとって、そこの法人で働いていこうと思える大義です。

　この大義こそ企業理念であったり、ミッションと呼ばれるもので、歯科医療業界のように無知蒙昧で自信過剰な人々ばかりの世界においてはこれがとても重要になってくるわけです。

しかし、これを定めることは容易ではありません。

「そんなの、適当に聞こえの良いもの定めておけば良いのにね」と思うかもしれませんが、荒唐無稽で経営者が本心から思ってもいない様なものを大義としてしまった場合、それはブーメランの様に自分に降りかかってきます。

例えば、「全ては患者様のための医療である」と定めたとしましょう。

ある勤務医の先生が、僕が力を発揮するためには、このヘーベルでないと出来ないとか、このメーカーのCRでないと出来ないとか、ボンディング剤はこれじゃないとだめだとか……。
こんな材料を使っていたら患者さんのためにならない！と言ってきたらどうしましょう。

また、別の先生はいや、そんな材料は時代遅れで今はこれが最新だと勤務医同士で争いが生じたらどうしましょう。

社員の言う通り全て買い与えてあげますか？

仮に、そんなに皆んなの言う通りにしてたら在庫が増えるばかりで費用倒れしてしまうよ！　と経営的な都合を口

に出しますか？

　それを言ってしまえば途端に大義は形骸化し、求心力も失ってしまうでしょう。

　企業理念やミッションという医院経営における大義を定めるに当たって、最も大事なのは、経営者自身がそれを一貫して守ることが出来るかです。

　それは、社員からのワガママを一蹴する力を持ち、かつ、社員全員がそれに向かって頑張ろうと思えるものでなければいけません。

　一朝一夕に決められるものでは無いでしょうし、他の法人の物を移植してきて、うちの大義はこれね！　と言えるほど簡単に決められる物ではないと思います。

　そして、自分自身の行動指針であり、医院全体の行動指針であり、社員が一貫して行動しようと思える原動力であり、組織に利益を持続的にもたらすものでなければいけません。
　医院の中長期的な成長においてはしっかりとした大義を定める事は絶対に必要です。

医院の内装がどうやら、ユニットがどうやら、制服がど
うやら、と言ったものは些細な話です。

　院長は開業するまでに自分の中でしっかりと腑に落ちる
大義を定めておく事が大事です。

　また、この大義は医院経営のためのものと限定されるも
のであってはいけません。

　自分の人生を賭けて仕事を遂行していく上での大義でな
ければいけないわけです。

　自分が他の事を犠牲にしてもなお、追求しなければいけ
ない、追求したいと思えるほどのものです。

　自分の人生の大義　＝　医院経営における大義

　となれば無敵です。

　まさに、冒頭で述べた、幸せそうな経営者と言うのはこ
れが一致している人なわけです。

しかし、この点については、本音を言えば現実的にはこれが＝になる事は困難です。せいぜい≒くらいでしょう。

　ちょっと馬鹿な人は矛盾に気付きませんから、そのまま本気で＝だと思っているわけです。

　問題はこの矛盾点に自分が気付いてしまった人です。

　≒の中の矛盾に気付いてしまう人は、自己矛盾を抱きながら大義と現実との葛藤に苦しむわけです。

　後者に相当する人にとってどうモチベーションを保ちつつ経営者を続けていけば良いのか、それは今のところ僕にもよく分かりません。

　最後に、誤解のない様に言うと、ちょっと馬鹿な人と言うのはかなり優秀なのにちょっと鈍い人という意味です。本当に愚かな人は≒どころか、その都度都合よく大義を変更して発言しますから、組織が大きくなる前に瓦解していってしまいます。

エピソード8

業務のIT化と見える化が大事!?

　開業して初めの頃は、うちには曖昧なルールしかありませんでした。

　身だしなみについては"社会人として節度をもったもの"というものであったり、出勤時刻についても"準備も含めて始業時間に間に合うように"であったり。

　というのも、僕自身がルールを細かく決められる中で働くのが嫌で起業したという経緯もあったため、目的さえ共有できていれば、詳細は定めずとも理解してくれるだろう。と考えていたわけです。

　しかし現実はそううまくはいかないものです。

　誰かがネイルをし始めて、それを注意されないと、また他の誰かがネイルOKなんだと考えて今度はネイルストーンを入れます。

　色についても肌色とか薄いピンクだったものが、ブルーだったりグレーといった少し奇抜な色になっていきます。

　最後にはコテコテのネイルをし始めるわけです。

髪色についても初めはこげ茶くらいであったものが、金髪に近くなっていき、次第にカラーが入ります。

　誰か一人がやると、大丈夫なんだ、私もやっちゃえと他が追従していく形でなし崩し的に曖昧なルールというものは形骸化していくのです。

　出勤時間でも全く同様の事が起こりました。

　結局、人間は自分の都合の良いようにしか物事を解釈しないため、他の解釈のしようがない程に明確なルールを定めていかなければルールには意味がないのです。

　もちろん、ルールはそのままで、その都度「〇〇さんその爪はちょっとやりすぎじゃない？」とか、「始業時間ギリギリだと準備回らなくて朝一の患者さん待たせる事になっちゃうよ！」と言い続けても良いのですが、それも疲れ果ててウンザリしてしまいますし、言われた方も納得してくれません。

　ルールに縛られたくなくて経営者になったにも関わらず、結局ルールを作る側に回るわけですから皮肉なものです。

ということで今では、身だしなみについても勤務時間についても、髪色はどこまでだとか、違反した場合はいつまでに直せだとか、ネイルは何色までとか、ストーンは入れて良いかだめかといったことや、勤務時間内に何をすべきか、など事細かに決められています。

　すると、そういった勤務に関するルールやオペレーションのマニュアルというのは雪だるまのように肥大化していきます。

　中にはルールを守るためのルールなんていうものも出来てきますし、そのルールを守るためのルールなんかも登場し始めます。

　それを何年もやっていると、もはや、自分ですらこのルールって何のためにあったんだっけ？　となる事もしばしばですし、そもそもうちの医院にはどんなルールがあったか、すら全てを理解している人はほとんどいなくなります。

　それも当たり前です。

　国レベルであれば法律を新たに制定する際には官僚が過去の法令や条文を全部ひっくり返してきて矛盾がないかなどを時間をかけてチェックしますし、定めたものを公開し

てそれを裁判官や弁護士、検察官は最新の法令をアップデートしていきます。

　そんな国ですら、目的を失った法律を放置して重大な人権侵害を引き起こした事例もあります。

　例えば1953年、国はハンセン病（らい病）の拡大を予防する目的でらい予防法を公布しました。
　この法律はハンセン病に罹患した者を収容施設に事実上強制的に隔離し、患者には退所の自由もないものでした。また、患者の中には結婚をする者もいたわけですが、夫婦舎への入居条件としては優生保護法に規定された優生手術を受けることを条件とされていました。この優生手術というのは去勢手術の事です。

　その後、1950年頃にはプロミンという薬剤が登場し、これがハンセン病に対して著しく効果がある事がわかりました。そのため、少なくとも1960年頃には、もはやハンセン病患者を隔離する理由は失われていたとされています。

　しかし、この法律は1996年に廃止されるまでの間、その法律の必要性が失われたにもかかわらず放置され、ハンセン病患者は時に望まずとも去勢され、堕胎させられ隔離され続けたわけです。

国家ほどの高度な司法や立法の仕組みがあったとしても、このような重大な問題は引き起こされます。

　これが、歯科医院の世界であれば、適切なルールの管理を求めるのは困難なわけですから、当然、矛盾だらけのルールが誕生しますし、ルールは口頭で説明される程度で民法や刑法のように体系的にまとめられて公開される事もありません。

　結果的に医院に長く勤めるご意見番のようなスタッフのみが全てを知っていて、あれはダメよ、これはダメよと注意をしますが、言われた方は体系的には理解していませんから、結果的にはルールなど無く五月雨式に注意し続けている事と何ら変わりないわけです。

　そして、ルールを定めていった当の本人すら、そのルールを作った時には何のために作ったのかすら忘れていますから、目的を失ったルールがたくさん積み上げられていくわけです。

　ルールやオペレーションの仕組みを考える事は簡単です。しかしそれらを矛盾の無いように体系化して取りまとめ、スタッフ全員に周知させ続ける、そして、アップデートしていく中で過去不要になったものは廃止していくというプロセスを取るのはとても困難です。

これを人海戦術で克服しようとすればお金を産まない管理のためだけに甚大な人材コストを割く事になり、本末転倒です。

　とは言え、ルールなど初めから定めず、都度注意し続けるというのでは言われる方は納得できません。

　いかに、管理コストをかけずにルールやオペレーションの仕組みの改善プロセスを行っていくのか、これが経営者には求められる事になります。

　果たして、そんな事は可能なのでしょうか。

教訓18 "問題解決のプロセスをきちんと守ろう"

　ルールやオペレーションなどの仕組みの改善プロセスというのはいくつかの工程を経ます。

① 解決する対象となる問題を明確にする。

　まずは問題を明確に定義することが重要です。問題の内容が曖昧で漠然としているようではそもそも検討対象とはなりません。

② その問題が生じた本質的な原因を探る。

　①で定義した問題について、その本質的な原因を探って

いきます。多くの場合、表面化する問題の本質的な原因は一見して分かるものではありません。原因追究無くして安易にルールを定めていくとルールを乱発させる事にも繋がってしまいます。まずはじっくり原因追究をする事が大事です。

　その際に用いられるものとして"なぜなぜ分析"というものがあります。

　これはトヨタでのカイゼン活動においても用いられているものですが、端的に言えば問題がなぜ生じたのかという問を５回繰り返すというものです。

例）診療中に在庫切れが判明して業務に支障をきたすことがある。

　　　なぜか

　　在庫が切れている事に誰も気付いていない。

　　　なぜか

　　在庫をチェックしてはいない。

　　　なぜか

　　どうやって在庫をチェックすればいいのか分からない。

　　　なぜか

　　どこに何が置いてあるのかを把握できていない。

　　　なぜか

　　定物定位置化が進んでいない。

このケースであれば「診療中に在庫切れが判明して業務に支障をきたすことがある」という問題に対して「診療中に在庫が切れていることがよくあるので、そのような事が無いようにしましょう！」と注意したり「在庫切れが無いようにする」というルールを定めたりはしていないでしょうか？

　この場合本質的な原因は定物定位置化が進んでいない事にありますから、本来はそのためのルールやオペレーションの仕組みを考えなければいけません。
　なぜなぜ分析についてはそれだけで一冊の本が書けてしまうようなものなので詳しくは割愛しますが、一度勉強される価値はあるかと思います。

③　②で判明した原因解決のための方法を考える。
　先程の例で言えば、院内在庫の定物定位置化のためには何が必要か？　という視点で考えます。また、この場合、スタッフが在庫のチェックをいつ、誰が、どのように、行うかも定める必要があるでしょう。
　このケースでは
- 院内在庫の棚卸しを行い現在の状態を可視化、その後それぞれを使用用途別に定物定位置化していく。
- 毎日診療終了後、各担当者を定め、受け持ちの棚にある在庫状況をチェックする。

といったことが考えられます。

④　今回の取り組みが過去定めたルールやオペレーション
　　の仕組みとの間で矛盾がないか検証する。

　③で定めた物が過去の取り組みにおいて指示した内容と
矛盾があってはいけません。また、矛盾は無くとも、新た
な取り組みを導入する事によって不要となる物があればそ
れは廃止しなければいけません。

　ルールをルールで上書きしていくような事は現場の混乱
とルールの形骸化を招きますので絶対にやってはいけませ
ん。

⑤　定めたルールや仕組みを現場スタッフへ周知する。

　この際問題になるのは下記の内容をそのまま伝えてはい
けないという事です。

- 院内在庫の棚卸しを行い現在の状態を可視化、その後
  それぞれを使用用途別に定物定位置化していく。
- 毎日診療終了後、各担当者を定め、受け持ちの棚にあ
  る在庫状況をチェックする。

　今回の問題は「診療中に在庫切れが判明して業務に支障
をきたすことがある」というものでした、この問題と上記
の解決策との関連性が理解できる人ばかりでは無いからで

す。

　なぜ、この問題に対してこのような解決策となったのか
経緯を説明して理解してもらえなければ人は動きません。
先程なぜなぜ分析を行った流れを説明しながら、この解決
策を行う事が大事なんだよという事を丁寧に伝えることが
大事です。

　間違っても○○のルールができました。ルールはルール
なのでみなさん守りましょう。なんて雑な伝え方は言語道
断です。

⑥　定めたルールや仕組みはルールブックやマニュアルの
　　ようなものに記録していき、後で確認できる形で残して
　　いく。

　新たなルールや仕組みを考えるのは簡単ですが、それを
維持定着していく事は困難です。しかし、ルールや仕組み
は考えただけでは意味がなく、それが維持定着されてはじ
めて意味があるわけです。

　自分すら現在どんなルールや仕組みがあるのかを把握で
きていないにもかかわらずスタッフがそれを理解して行動
してくれるなんてことは絶対にありません。過去に定めて
きたルールや仕組みは体系化して分かりやすい形で記録し
ていくことが重要です。

　そして、それは、今後ルールや仕組みを作る際に過去と
矛盾の無いものを作ることにつながりますし、必要の無く

なったものを廃止する際にも役に立ちます。

このように、ルールやオペレーションなどの仕組みの改善プロセスというのは本来とても骨が折れる作業です。

教訓19 "院内業務のIT化なくして組織の拡大は達成されない"

しかし、これだけでも不十分です。

実際に作成されたルールブックやマニュアルというものは入社当初こそ見るものの、しばらく経てば誰も見ることはなくなります。

これではせっかく体系化して作成されたにもかかわらず意味がありません。

別に「朝は挨拶しましょうね」とか身だしなみ規定のようなものであれば、ある意味注意をする事が目的でそのための手段としてルールがあるだけなので、全員が常に理解し続けなくとも問題が生じた時にルールにもこうあったよねと使えますが、これが、オペレーションの仕組みのよう

に実際にそのように全体が行動してもらえなければ意味が
ない場合であれば問題です。

　これに対して、マニュアルは常に最新の物を読みましょ
うというルールを定めますか？

　試しにこれについてもなぜなぜ分析をしてみると良いで
しょうが、おそらくこれを新たなルールで縛る事により解
決することは残念ながらできないと思います。

　それだけではありません、組織が拡大するにつれて経営
者と現場末端とは距離が開きますから現場で起こっている
問題が水面下に隠れてしまい、把握できなくなるという問
題も生じます。

　問題が把握できなければ解決のしようがありません。

　組織を大きくしようとするのであれば現場の見える化も
合わせて解決しなければならない事になります。

　これらの問題に対する一つの解決策としては院内業務の
IT化しか無いのかなと思っています。

　世の中はなんでもかんでもIT化やAIだと騒がれています

が、その意味を誤解している人は少なくありません。

　IT化が向くものというのは反復継続した単純作業です。仮説をたてて分析して検証しながら正解を探っていくという事はどんなAIでもできません。

　院内業務をIT化したところで全てが丸っと解決するものでは当然無いわけです。しかし、人では解決し難いかなりの部分は改善することが可能です。

　例として、僕の法人で取り組んでいる院内業務のIT化の取り組みについてご紹介します。

スケジュール表

医院名	日付	技工物担当	P処入力&オペ管理	本日の健当番	明日の健当番(パ)	明日の健当番(サ)
松会 渋谷	2021/10/10	■■■	#N/A	■■■	■■■	■■■

	職種	名前	担当	職位	担当	9	10	11	12	13	14	15	16	17	18	19	20
1	MC	■■■■	受付	ストッパー													
2	MC	■■■■	受付	一般													
3	MC	■■■■	TC/AS	リーダー													
4	MC	■■■■	TC/AS	リーダー													
5	MC	■■■■	TC/AS	リーダー													
6	DH	■■■■	DH	リーダー													
7	DH	■■■■	DH	リーダー													
8	DH	■■■■	DH	一般													
9	DR(歯科)	■■■■	DR(歯科)	院長													
10																	
11																	
12																	
13																	
14																	
15																	
16																	
17																	
18																	
19																	
20																	
21																	
22																	
23																	

お知らせ

健当番 (9:30～9:45)

1. ユニット電源
2. レセコン端末ユニットPC電源
3. 留守電OFF
4. ユニット電源
5. 貯湯物出して並んで回す
6. スピントン温湯出し(上下)
7. ロッカー清掃確認
8. ガスチップ確認

開院準備 (9:45～10:00)

1. レセコン&レジ・照明
2. トロン端末ユニットPC電源
3. 院内準備ON
4. スピントン温湯出し(上下)
5. 配布板&トレイ準備
6. バー&ラップ補充
7. 道具箱&カウント押し分け
8. ハンドピース振分
9. バー&ラップ補充
10. バー&ラップ補充
11. ハンドピース振分
12. ハンドピース振分

TC/AS / 受付 / DH / DR(歯科)

時刻	TC/AS	受付	DH	DR(歯科)
9:30				
9:45				
10:00	1 画面	1 画面	1	1
10:30	2	2 画面	2	2
11:00	3 コンサル資料準備①	3	3	3
11:30	4 カルテ出し(上)	4 カルテ出し(上)	4 ケアバート回収	4 3/23wayシリンジ&バー・ON
12:00	5 画面	5 カルテ出し(下)	5	5
12:30	6 流し掃除(清潔域)	6 流し掃除(清潔域)	6 流し掃除(石鹸)	6 流し掃除(石鹸)
13:00	7 3wayシリンジ・バー3本分	7 カルテ床出し(3)	7 ケアバーバーズ振分	7 3/23wayシリンジ&バー回収
13:30	8 (カルテ床印刷)	8 (カルテ床印刷)	8 ケアバーバーズ振分	8 3/23wayシリンジ&バー回収
14:00	9 ワンデー在庫補充	9 画面	9 滅菌ON	9 トイレ掃除
14:30	10 新患用カルテ作成(10個)	10 返却回収/備品チェック×2	10 ケアテーブル紙交換	10 キャビネット上段交換
15:00	11 3wayシリンジ・バー3本分	11 返却回収/備品チェック×2	11 ケアテーブル紙交換	11 流し掃除(石鹸)
15:30	12 カルテ戻し①	12 カルテ戻し①	12 ケアバーバーズ回収	12 バー1回収&紙交換・滅菌ON
16:00	13 PCほこり掃除	13	13 滅菌ON	13
16:30	14 カルテ戻し②	14 カルテ戻し②	14	14
17:00	15 3wayシリンジ・バー3本分	15 ケアバーバーズ振分	15 ケアバーバーズ振分	15
17:30	16 キャビネット上段補充	16 ケアバーバーズ振分	16	16
18:00	17 入金	17 入金	17	17
18:30	18 金庫・クレジット確認	18	18	18

閉院準備 (19:00～)

1.
2. アルコール&ウェットキリ
3. ワンデー欠品補充
4. スピントン整理整頓補充
5. エアーミューレンクリーニング&ゴミ回収
6. 翌日カルテ最終CHECK

19:00
1.
2. ワンデー欠品補充
3. 翌日カルテ最終CHECK

リンク集

■■■Dr・■■■Dr出勤曜日	健当番表	TC実績報告フォーム

これはレイバーチャートというものです。

当日勤務するスタッフのリスト、その役割、休憩時間が左側にあり、右側には勤務時間内に処理しなければいけないタスクが列挙されています。

これらは別途管理されているスタッフのシフト表とも連携しており、自動的に日々更新されていきます。

そして時間が来ても処理されていなければ赤く表示され、チェックボックスをチェックすれば水色に変わるという物です。

日々のタスクが処理されたのか、処理されなかったのかの履歴は別途記録されており、院内で起こった問題についての原因検索が容易にできるようになっています。

また、各々のタスクにはリンクが貼られていてリンク先にはそのタスクはどんなことをすれば良いのかという詳細が記されているため、マニュアルを持ちこまずともパソコン上で簡単に確認することができます。

そして、新たにオペレーションの仕組みを改訂した際にはこのリンク先を修正しておけば、スタッフ全体への周知も容易に行うことができるわけです。クラウド管理なので、いちいち配布されたマニュアルを回収して新たに修正したマニュアルを配布し直すといった手間も必要ありません。

書籍としてのマニュアルは絶対変わらないであろう内容のみを明記しておき、細かな修正はこのレイバーチャート上で済んでしまうのです。

　その他、下の方には院内業務で用いる他のシステムのリンク先が貼ってあります。

　ちなみにこれはGoogleスプレッドシートとGoogle Apps Script(GAS)を用いて、うちのオリジナルで作成しました。
　GASに興味がある方は色んな本が出ていますので勉強してみると面白いと思います。

TC実績報告シート

2022年 7月

区分	初診コンサル件数	セカンドコンサル件数	補綴コンサル件数	欠損コンサル件数	自費売上	自費補綴売上	大臼歯部自費補綴 件数	大臼歯部自費補綴 売上	大臼歯部自費補綴 単価	小臼歯部自費補綴 件数	小臼歯部自費補綴 売上	小臼歯部自費補綴 単価	上顎前歯部自費補綴 件数	上顎前歯部自費補綴 売上	上顎前歯部自費補綴 単価	下顎前歯部自費補綴 件数	下顎前歯部自費補綴 売上	下顎前歯部自費補綴 単価	欠損補綴売上	表面・インプラント 件数	表面・インプラント 売上	表面・インプラント 単価
全体	867	628	414	47	40,348,400	38,086,400	312	19,065,600	61,108	217	14,262,400	65,725	29	4,479,200	154,455	5	279,200	55,840	2,262,000	30	2,262,000	75,400
性別 男性	381	311	206	30	17,485,600	16,723,600	165	8,945,600	54,216	117	6,322,000	54,034	13	1,456,000	112,000	1	0	0	762,000	17	762,000	44,824
性別 女性	483	315	205	17	22,808,800	21,308,800	146	10,120,000	69,315	99	7,886,400	79,661	16	3,023,200	188,950	4	279,200	69,800	1,500,000	13	1,500,000	115,385
年代別 0~10	22	3	0	0	0	0	0	0	0	0	0	0	0	0	0	0	0	0	0	0	0	0
年代別 11~20	74	43	23	2	976,400	976,400	13	515,200	39,631	9	311,600	34,622	1	149,600	149,600	1	0	0	0	0	0	0
年代別 21~30	468	317	208	9	23,072,400	21,872,400	156	10,944,000	70,154	106	8,335,600	78,638	15	2,313,600	154,240	3	279,200	93,067	1,200,000	4	1,200,000	300,000
年代別 31~40	164	139	81	9	7,229,600	6,929,600	63	3,011,200	47,797	45	2,650,400	58,898	5	1,268,000	253,600	1	0	0	300,000	8	300,000	37,500
年代別 41~50	91	80	62	14	5,515,200	5,215,200	47	3,102,000	66,000	38	1,664,400	43,800	4	448,800	112,200	0	0	0	300,000	5	300,000	60,000
年代別 51~60	26	27	28	8	2,746,400	2,284,400	23	944,000	41,043	14	1,041,200	74,371	4	299,200	74,800	0	0	0	462,000	8	462,000	57,750
年代別 60~	21	18	6	5	646,400	646,400	8	387,200	48,400	5	259,200	51,840	0	0	0	0	0	0	0	5	0	0
医療別 板橋医院	129	155	111	16	9,263,200	8,501,200	91	4,432,000	48,703	51	3,171,600	62,188	9	897,630	99,733	2	0	0	762,000	13	762,000	58,615
医療別 目黒医院	0	0	0	0	0	0	0	0	0	0	0	0	0	0	0	0	0	0	0	0	0	0
医療別 池袋医院	299	193	97	12	7,974,800	7,674,800	71	4,473,600	63,008	54	2,642,800	48,941	6	558,430	93,067	2	0	0	300,000	6	300,000	50,000
医療別 新宿医院	197	107	76	2	11,015,200	10,715,200	53	4,177,600	78,823	41	4,541,600	110,771	5	1,716,800	343,360	2	279,200	139,600	300,000	2	300,000	150,000
医療別 渋谷医院	0	0	0	0	0	0	0	0	0	0	0	0	0	0	0	0	0	0	0	0	0	0
医療別 恵比寿医院	0	0	0	0	0	0	0	0	0	0	0	0	0	0	0	0	0	0	0	0	0	0
医療別 横浜医院	242	173	130	17	12,095,200	11,195,200	97	5,982,400	61,674	71	3,906,400	55,020	9	1,306,400	145,156	0	0	0	900,000	9	900,000	100,000

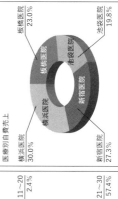

部位別コンサルあたり成約単価

- 大臼歯部自費補綴 18.1%
- 小臼歯部自費補綴 19.5%
- 上顎前歯部自費補綴 45.8%
- 下顎前歯部自費補綴 16.6%

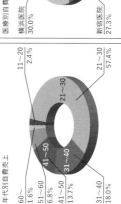

医療別自費売上

- 板橋医院 23.0%
- 池袋医院 19.8%
- 新宿医院 27.3%
- 横浜医院 30.0%

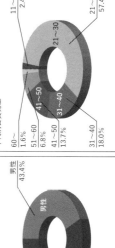

年代別自費売上

- 11~20 2.4%
- 21~30 57.4%
- 31~40 18.0%
- 41~50 13.7%
- 51~60 6.8%
- 60~ 1.6%

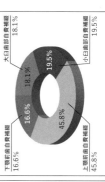

男女別自費売上

- 男性 43.4%
- 女性 56.6%

これはTC実績シートと呼んでいますが、各医院のTC（ト
リートメントコーディネーター）が自費カウンセリングの
結果をGoogleフォームで集計しているのですが、その結果
を横断的に分析するためのシステムです。

　医院別、男女別、年代別、部位別でどのような自費治療
が出ているのか、TCそれぞれでどのような違いがあるの
か、期間毎のランキングはどうか、などを評価する事がで
きます。

　これらを用いることで、スタッフのカウンセリング能力
を定量評価する事ができますし、医院毎の傾向を知ること
ができるため、対医院、対個人に対してより適切な対策を
取ることができるようになります。

　これはGoogleフォーム、Googleスプレッドシートと
Google Apps Script(GAS)を用いて作成しました。

設備_備品管理シート - 横浜医院(閲覧)

所在医院	納品日	分類	種類	品名	シリアルナンバー	メーカー	購入先	ステータス	保管先	備考
横浜		ハンドピース								
横浜	2021/08/03	ハンドピース	タービン	LUNASUS1	21072152Y	ヨシダ				
横浜	2019/02/01	ハンドピース	タービン	LUNASUS1	19010028Y	ヨシダ	ササキ			8/3新宿→横浜
横浜	2019/02/01	ハンドピース	タービン	LUNASUS1	19010036Y	ヨシダ	ササキ			8/3新宿→横浜9/20修理出し→11/11修理上がり
横浜	2019/02/01	ハンドピース	タービン	LUNASUS1	19010037Y	ヨシダ	ササキ			8/3新宿→横浜9/20修理出し→11/11修理上がり
横浜	2019/02/01	ハンドピース	タービン	LUNASUS1	19010045Y	ヨシダ	ササキ			8/3新宿→横浜
横浜		ハンドピース	タービン	LUNASUS1	19010049Y	ヨシダ	ササキ			8/3新宿→横浜
横浜	2021/08/03	ハンドピース	タービン	LUNASUS1	21072134Y	ヨシダ				
横浜	2021/08/03	ハンドピース	タービン	LUNASUS1	21072135Y	ヨシダ				
横浜	2021/08/03	ハンドピース	タービン	LUNASUS1	21072136Y	ヨシダ				
横浜	2021/08/03	ハンドピース	タービン	S-MAXM800YL	02130081	ナカニシ				
横浜	2021/08/03	ハンドピース	低速コントラ	減速コントラプラスLED	CDM03710					インプラント用
横浜	2021/08/03	ハンドピース	低速コントラ	EG-50VT	V05ND1039					矯正用コントラ
横浜		ハンドピース	等速コントラ	YWハンドピースS7 40MLX	100445	ヨシダ	ササキ			春日部から8/3新宿→横浜
横浜		ハンドピース	等速コントラ	エキスパートマチックE20L	2819774	#N/A	ササキ			8/3新宿→横浜
横浜		ハンドピース	等速コントラ	エキスパートマチックE20L	2819779	#N/A	ササキ			8/3新宿→横浜
横浜	2021/08/03	ハンドピース	等速コントラ	EXPERTmatic E20L	2949338	KAVO				
横浜	2021/08/03	ハンドピース	等速コントラ	EXPERTmatic E20L	2949339	KAVO				
横浜	2021/08/03	ハンドピース	等速コントラ	EXPERTmatic E20L	2949342	KAVO				
横浜	2021/08/03	ハンドピース	等速コントラ	EXPERTmatic E20L	2951743	KAVO				
横浜	2021/08/03	ハンドピース	等速コントラ	EXPERTmatic E20L	2951744	KAVO				11/2 修理から戻り
横浜	2021/08/03	ハンドピース	等速コントラ	EXPERTmatic E20L	2951745	KAVO				
横浜	2021/08/03	ハンドピース	等速コントラ	EXPERTmatic E20L	2951746	KAVO				
横浜	2021/08/03	ハンドピース	等速コントラ	EXPERTmatic E20L	2951747	KAVO				
横浜	2021/08/03	ハンドピース	等速コントラ	EXPERTmatic E20L	2952360	KAVO				
横浜	2021/08/03	ハンドピース	等速コントラ	EXPERTmatic E20L	2952361	KAVO				
横浜	2021/08/03	ハンドピース	等速コントラ	EXPERTmatic E20L	2952362	KAVO				
横浜	2021/08/03	ハンドピース	等速コントラ	EXPERTmatic E20L	2952363	KAVO				R4.5/10修理出し→R4.5/25戻り
横浜	2021/08/03	ハンドピース	等速コントラ	EXPERTmatic E20L	2952364	KAVO				R4.7/12修理だし→R4.8/7戻り
横浜	2021/08/03	ハンドピース	等速コントラ	EXPERTmatic E20L	2952365	KAVO				
横浜	2021/08/03	ハンドピース	超音波スケーラー	ピエゾンLED EN-073/A	KG009937					
横浜	2021/08/03	ハンドピース	超音波スケーラー	ピエゾンLED EN-073/A	KG009938					
横浜	2021/08/03	ハンドピース	超音波スケーラー	ピエゾンLED EN-073/A	KG009940					
横浜	2021/08/03	ハンドピース	超音波スケーラー	ピエゾンLED EN-073/A	KG009943					
横浜	2021/08/03	ハンドピース	超音波スケーラー	ピエゾンLED EN-073/A	KG009945					
横浜	2021/08/03	ハンドピース	5倍速コントラ	SV200MLX	22763	ヨシダ				
横浜	2021/08/03	ハンドピース	5倍速コントラ	SV200MLX	22764	ヨシダ				
横浜	2021/08/03	ハンドピース	5倍速コントラ	SV200MLX	22765	ヨシダ				
横浜	2021/08/03	ハンドピース	5倍速コントラ	SV200MLX	22766	ヨシダ				R4.7/19修理だし
横浜	2021/08/03	ハンドピース	5倍速コントラ	SV200MLX	22767	ヨシダ				
横浜	2021/08/03	ハンドピース	5倍速コントラ	EG-50VT	22768	ヨシダ				
横浜	2021/08/03	ハンドピース	5倍速コントラ	SV200MLX	22769	ヨシダ				
横浜	2021/08/03	ハンドピース	5倍速コントラ	SV200MLX	22770	ヨシダ				R4.6/29修理だし→R47/12修理から戻り
横浜	2021/08/03	ハンドピース	5倍速コントラ	SV200MLX	22771	ヨシダ				
横浜	2021/08/03	ハンドピース	5倍速コントラ	SV200MLX	22772	ヨシダ				
横浜	2021/08/03	ハンドピース	5倍速コントラ	SV200MLX	22773	ヨシダ				
横浜	2021/08/03	ハンドピース	5倍速コントラ	SV200MLX	22774	ヨシダ				
横浜	2021/08/03	ハンドピース	5倍速コントラ	SV200MLX	22775	ヨシダ				R3.12.11修理出し→R4.1.24修理から戻り
横浜	2021/08/03	ハンドピース	5倍速コントラ	SV200MLX	22790	ヨシダ				
横浜	2021/08/03	ハンドピース	5倍速コントラ	SV200MLX	SN13093	ヨシダ	ササキ			8/3新宿→横浜
横浜	2019/02/01	ハンドピース	5倍速コントラ	SV200MLX	SN13405	ヨシダ	ササキ			8/3新宿→横浜
横浜	2022/06/21	ハンドピース	5倍速コントラ	SV200MLX			ササキ	修理中	修理中	R4.6.21 修理だし
横浜	2021/08/03	ハンドピース	ストレート	Expertmatic E10C	1067907	KAVO				
横浜	2021/08/03	ハンドピース	ストレート	Expertmatic E10C	1067911	KAVO				
横浜	2021/08/03	ハンドピース	ストレート	Expertmatic E10C	1067912	KAVO				
横浜	2021/08/03	ハンドピース	ストレート	Expertmatic E10C	1067915	KAVO				
横浜	2021/08/03	ハンドピース	ストレート	Expertmatic E10C	1067916	KAVO				
横浜	2021/08/03	ハンドピース	ストレート	Expertmatic E10C	1067917	KAVO				
横浜	2021/08/03	ハンドピース	ストレート	Expertmatic E10C	1067918	KAVO				
横浜	2021/08/03	通信端末			HKL0220557					防犯カメラ
横浜	2021/08/03	通信端末	iPad	第8世代MYL92J/A	DMPFCUSZQ1GC					32GB SpaceGray
横浜	2021/08/03	通信端末	iPad	第8世代MYLA2J/A	DMPG15F1Q1GD					32GB Silver
横浜	2021/08/03	通信端末	iPad	第8世代MYLA2J/A	DMPG15NNQ1GD					32GB Silver
横浜	2021/08/03	通信端末	iPad	第8世代MYL92J/A	DMQFC2XCQ1GC					32GB SpaceGray
横浜	2021/08/03	通信端末	iPad	第8世代MYL92J/A	DMQFC3THQ1GC					32GB SpaceGray
横浜	2021/08/03	通信端末	iPad	第8世代MYL92J/A	DMQFC4KSQ1GC					32GB SpaceGray
横浜	2021/08/03	通信端末	iPad	第8世代MYLC2J/A	H98FX1NWQ1GF					32GB Gold
横浜	2021/08/03	通信端末	iPad	第8世代MYLC2J/A	H98G24VLQ1GF					32GB Gold
横浜	2021/08/03	通信端末	iPad	第8世代MYLC2J/A	H98G25GFQ1GF					32GB Gold
横浜		小機械								
横浜	2021/08/03	小機械	APシリンジャー							
横浜	2021/08/03	小機械	モデルトリーマー							
横浜	2021/08/03	小機械	寒天加熱器							
横浜	2021/08/03	小機械	照射器	Cybird	18121161					
横浜	2021/08/03	小機械	照射器	Cybird	18121165					
横浜	2021/11/28	小機械	照射器	サイバードXD本体セット	801-28169	Ci				
横浜	2021/08/03	小機械	超音波洗浄	AU-80C	5920190					
横浜	2021/08/03	小機械	超音波洗浄	AU-80C	5920197					
横浜	2021/08/03	小機械	高周波メス							
横浜	2021/08/03	小機械	オートクレーブ							
横浜	2021/08/03	小機械	ホットスキャット							
横浜	2021/08/03	小機械	メーター(EMR)				ササキ	修理中	修理中	R4.6.21 修理だし
横浜	2022/07/02	小機械	メーター(EMR)	JUSTY3.5 TME-603	51057WB03173					渋谷→横浜 (R4.5/31)
横浜	2021/08/03	小機械	メーター(EMR)	JUSTY3.5 TME-603	54024WB03757					2021.12.6 →2021.12.24 戻り

これは備品管理シートです。各医院のハンドピースや
iPad、ユニットなどを登録しておいて、診療終了後に院内
で状態をチェックしています。もし異常があれば故障リス
トに乗るようになっていて、修理に出した後については修
理中→返却済みなどのステータス管理を行っています。
　現在、どの医院にいくつの備品があって、どのような状
態になっているかがひと目でわかるようにしています。

　これはGoogleスプレッドシートとGoogle Apps
Script(GAS)を用いて作成しました。

　その他、既製のものでは、予約システムとしてはアポツ
ールを利用しています。
　Google Apps Script(GAS)を用いれば、eparkで予約が入
ってGmailが飛んできたものを、Gmailを常時監視させて
おいて、アポツールに予約を反映させるという事も可能で
すし、最近ではコロナの関係で欠品しやすいエタノールや
ラテックスグローブの在庫状況を監視しておいて、在庫が
復活すればチャットワークでお知らせしてくれると言った
ものも作ることができます。

　プログラミング言語としてはJavaScriptを覚えないとい
けないというのはハードルが高いですが、ある程度覚えて
しまえばGoogle Apps Script(GAS)を軸として様々なクラ

ウドシステムを連携させる事が可能です。

　また、最近ではクラウドシステムの中でも API を公開し
てくれているものも少なくありません。

　ワンプロダクトワンニーズのクラウドシステムをそれぞ
れ連携させていく事で、人を介在させずとも見える化と効
率化を両立する。よって属人性を排除していく。これぞDX
の醍醐味ともいえます。

　この辺りの領域については、全国に 68000 件の歯科医院
がありますが、うちほど院内業務の IT 化を進めている医院
は他に無いのでは無いかと自負しています。

04　医師と経営者のはざまで

PLやBSは読めないとだめ!?

　ここまでは主に院内のオペレーションについて触れてきましたが、経営者の仕事はそれだけではありません。

　経営とはヒト・モノ・カネだ！　という言葉があるように、お金の管理はとても重要なテーマです。

　既に開業している方にとってはお金の管理というとイメージできると思いますが、これから開業を考えている方にとってはいまいちピンとこない話だと思います。
　僕が富山県で開業した時、手持ちのお金はほとんどありませんでした。

　居抜き開業であったため、設備備品の購入資金、ショッピングモールに支払う敷金など諸費用、材料費、レセコンの購入費用、求人費用、開業後当面の運転資金など、試算では総額約6000万が必要でした。

最初、銀行からの融資を念頭に、富山に支店のある銀行を巡りました。地方銀行に融資の相談をしましたが、地方銀行からは富山出身でも無いと難しいという返答で、前向きな返事をもらえたのは地方銀行のみ。それも満額ではなく3000万円という返事です。

　不足分は公庫から1500万円、ローン会社から1500万円借り入れてなんとか6000万円を調達することができました。

　当たり前の事ですが、このうちの大半は開業までの支払いに消えて無くなってしまうわけです。

　開業したときに手元に残っていた運転資金はわずか500万円でした。
　借金6000万円、運転資金500万円です。

　当然ですが、開業はゼロからのスタートなのではなくマイナスからのスタートになります。

　ちなみに後からわかった事ですが、僕は勤務医時代に友人のススメで節税のためにと区分マンションに投資を行っていたのですが、この際借り入れた1500万円によって与信枠が食われていました。

結局後になってこれは売却して始末したのですが、開業を予定しているのであれば、安易に区分マンションに投資したりするのは控えておいた方が良いかもしれません。

　さて、歯科医院の収入源は主に三つです。1つ目は保険の窓口収入、保険売り上げの大体30%ほどです。次に2つ目は保険のうち社保や国保から後日振り込まれるもの、これは保険売り上げの大体70%ほどですが2ヶ月遅れの入金になります。3つ目は自由診療の収入。

　そこから原価が差し引かれます。歯科医院の減価率はざっくり20%ほどです。粗利率としては約80%。
　固定費としては最も大きいのが人件費、次に家賃です。その他、広告宣伝費や交通費など様々な費用がかかってきます。

　最終的に残る利益は平均的な歯科医院では売上の25%ほどになります。

　もちろん粗利率は80%ありますから、売り上げの高い医院ほど最終利益率は高くなるため、これはあくまで平均的な歯科医院の年商をベースに言った時の数値ではあります。
　僕の場合、開業時の資金調達には苦労したものの、開業後は順調に患者さんも増えていき初月から黒字化を達成さ

せる事ができました。

少ないスタッフではありましたが、なんとか売上は順調に推移して利益も出ました。

ただ、通帳の残高はというと一向に増えていきません……。

教訓20 "試算表の動きと現金の動きは違う事を理解しよう"

これは、少しでも会計のことをかじった事がある人であれば当たり前にわかる事ですが、PL（損益計算書）での利益と現金の増加はイコールでは無いという事から生じます。

社保国保の事後入金分はPL上では売り上げた月に計上されますが、その月には入金されません。
販売費及び一般管理費の中の減価償却費はPL上経費となりますが現金の支払いがあるわけではありません。
借入の返済は現金を支払っていますが、PL上なんの影響も与えません。

つまり、PLの動きは実際のお金の動きを反映していない事になります。

仮にお金の動きを知りたいのであればCF（キャッシュフロー計算書）を作成して追っかけていく必要がありますが、CFまで作成する税理士さんはあまりいないため、基本的にはPLからざっくりとしたお金の動きを推測して考えていく事になります。

　開業から2ヶ月は社保国保からの入金が無いにもかかわらず人件費などその他の経費が発生しますから資金的には大変苦しくなるわけです。

　しかし、一度銀行の残高が底を打ってしまえば歯科医院の売上はそう大きく変動するものでは無いため、そこまでPLを意識して経営をする必要はなくなってきます。

　月次の試算表でチェックする項目としては売上が順調に伸びているか？　減価率や人件費率に大きな変化はないか？　などです。大事なのは金額がいくらという事よりも割合で考える事です。

　そんなんで良いの？　と思われるかもしれませんが、PLについては最低限そんなんで良いのです。正直なところ1医院しかやっていない歯科医院であれば、PLを見る必要があるのは高級車を買う時にＣクラスにしようかＥクラスにしようか悩む時くらいです。

しかし、分院展開をしたいという方はそれではいけません。銀行はPLだけでなくBS（貸借対照表）も見ますから、銀行が見た時にお金を貸したくなるようなPLとBSを仕上げていかなければいけません。

　PLは1年区切りでその年にどれくらいの売上があり、どれくらいの経費がかかってどれくらいの利益があったのかを示すものです。

　しかしPLだけでは現在の財務状況までは分かりません。
　現金はいくらあるのか、負債はいくらあるのか、これまでどれだけ利益を上げてきたのか、などはBSを見ることで分かります。

　このBSの評価については様々な見方がありますが、重要なところでいえば①自己資本比率がどれくらいか、②現金はどれくらい持っているか、③負債のうち早めに返さないといけない金額がどれほどなのか、といったところです。

　また、負債に対して売上や利益がどれくらい立っているかという事も重要になってきます。

　特に注意しなければいけないのは債務超過に陥っていないかという点です。債務超過というのは純資産の項目がマ

イナスの状態を言います。

　赤字経営がしばらく続かない限り債務超過になんてならないだろうと思われますが、医療法人で分院展開をしているとそうとも言っていられません。

　というのは医療法人の場合、株式会社と違って利益剰余金を配当する事ができないため、法人に残っている利益を回収する術は役員報酬で抜くか、退職金で抜くかの2通りしか無いわけです。

　一般的には利益剰余金として法人にプールしていったとしても税制上得しないため、医療法人には利益剰余金をあまり残さないというのがセオリーです。
　しかし、そうなるとひとたび大きな赤字が出た際には簡単に債務超過に陥るリスクを背負う事になります。

　実は医療法人における債務超過の事態というのは稀な話ではないのです。

分院の失敗で倒産の危機!?

　僕の場合、医療法人化して3医院までは順調に売り上げも拡大してまさに順風満帆でした。しかし5医院目に出した名古屋の医院が大きな失敗となります。

　名古屋の医院は150坪の面積に歯科だけでなく眼科や皮膚科、小児科、内科、美容皮膚科まであるといったものでした。眼科は白内障の手術設備も有していて、総合病院の外来部分を切り取ったようなクリニックを作ったわけです。
　そして、このクリニックに投じた設備資金は全額融資で3億5000万円にも達しました。

　これは2014年6月にオープンしたのですが、想定より医科の患者数が伸びなかったのと、常勤医師のリクルートがうまくいかず毎月1000万円を超える赤字を垂れ流す結果となりました。

　名古屋以外の4医院で出した利益のほとんどが名古屋1医院によって相殺されていくわけですから法人にとっても大打撃です。

こんな状態がしばらく続き名古屋の閉院も視野に入るようになりました。しかし、分院を閉めるというのはそう簡単なものではなかったのです。

　仮に名古屋の医院を閉めれば3億5000万円もの特別損失がPL上に計上される事になります。

　そのままその期が閉まれば設立3年で利益剰余金もそれほどない法人のBSなど簡単に債務超過に転じてしまいます。

　それに設備資金の使途で借り入れたものを閉院すれば銀行は回収に動くかもしれません。
　そうなれば、もはや追加の融資など検討する事もできません。
　このまま毎月1000万円以上の赤字を垂れ流し続けても非合理的なうえ、撤退をすれば法人にとどめを刺しかねない状況に毎日眠れない日々を過ごしました。

　当時は今思い出しても本当に辛く、医科歯科の総合クリニックなんて夢見なければ良かったと毎日悔やみましたし、当時ショッピングモールとの間に入ってサブリースをしていたコンサル会社に対しても相談したところで「もう少しがんばりましょう」の一点張りで埒があかず揉めていまし

た。

　いくらコンサル料を納めていても、そんな微々たる額よりサブリースでの家賃収入やショッピングモールとのマスターリース契約がありますから、クライアントの利益よりも自社の利益を優先します。

　結局は企業間の取引なんていうのは経済合理性で動いていますから何かあった時には自社を守る方向で動くわけです。

　そんな日々が続いて、夜、マンションのベランダから外を見ていて、「あぁこのまま飛び降りて仕舞えば全てが終わるんだな」とも思ったことも正直あります。

　しかも厄介な事に契約書は10年の定期借家契約で途中解約の条項がありません。サブリース先のコンサル会社は途中解約は出来ないという主張です。

　そして、名古屋を除く4医院もまた同じコンサル会社との契約になっていたわけです。

　名古屋を強引に退店したとしてもPL、BSは大きく毀損します。それだけでなくサブリース先と争う事になるため、他の医院の賃貸借契約の更新にも影響を及ぼします。

まさに八方塞がりの状況下で毎日のように PL や BS を眺めながらどうすれば良いか戦略を考え続けました。

　まず、名古屋の医院は撤退する。ただ、そのまま資産を除却してしまうと大きな特別損失が発生して債務超過に転落するため、名古屋の設備備品に関しては売却できるものは中古機器業者に売却、利用可能なものは他の医院に移設して除却を回避させる。しかし歯科のユニットやレントゲンなど移設しようにも移設する先が無いわけです。

　そのため、PL や BS が健全なうちに新医院を出そうと、2016 年に板橋に医院を出店し名古屋の機器は板橋に移設しました。

　これらの取り組みで名古屋医院の固定資産はかなり圧縮する事ができました。ただ、それでもかなりの額が固定資産台帳には残っています。

　そのため、三重の医院、富山の医院、仙台の医院の売却に踏み切ります。これらの医院の売却益を名古屋の退店に伴う特別損失にぶつけようと考えました。また、それによって法人の売上が大幅に低下してしまうため、新たに 2017 年に目黒に、2018 年に池袋に、2019 年に新宿に医院を開設します。

併せて、銀行から返済を求められる事を念頭に借りられるだけの運転資金をかき集めました。

　この計画は紆余曲折ありながらも実現し、結果的には揉めていたコンサル会社と縁を切ることができましたし、名古屋の医院を撤退する事に成功しました。

　ただ、今思い出してもこれらの決断の何か一つが失敗しただけでうちは倒産していたと思うとゾッとします。

　2021年現在、法人設立から9期目の決算を迎えましたが売上高13億円に一歩届かずというところまで成長させる事ができました。

　名古屋の手痛い失敗から立ち直るのにかなり遠回りをする事になりましたが、なんとか今日まで法人を存続できたのはPLやBSといった会計資料と睨めっこしながら決して諦めないで攻めの姿勢を失わなかった事なのかなと振り返っています。

教訓21 "経営者の役割は組織に利益をもたらすこと"

教訓22 "決算書を読み解くのは大事、それ以上に良い決算書を作ることが大事"

経営者に必要なスキルはいくつかありますが、一番大事なのは売上をあげるスキルだといえます。これがなければ話になりません。

　会計資料を読み解く力は所詮二の次だと思います。

　学校で喩えれば定期テストで良い点を取ることが一番大事です。そのためには通知表を何回も読み込んだところでテストで良い点数は取れませんし、通知表はよくなりません。
　ただ、一方でひたすら勉強するだけでは視野が狭くなり、何が自分の弱点で何が強みなのかの課題を見失うことがあります。

　つまり、通知表の結果をよく見て、日々の課題に落とし込んでいく作業が大事という事になります。

　経営も同様で、会計資料をいくら読み込んだところで売上が上がるという事はありません。しかし会計資料を読み込むことで日々の課題が浮き彫りになります。これは、法人の進むべき方針を決めるタイミングではとても重要なスキルだといえます。

　日々の診療がPLに反映されます。PLの積み重ねがBSに反映されます。逆にPLやBSを深く理解することで日々の

診療へ活かすことができます。

　医療は非営利だからお金に関する知識は不要という人がいますがそれは間違いです。

　良質な医療サービスは健全な経営の上に成立するものです。

　赤字経営で銀行返済をリスケしているような歯科医院に健全な医療サービスが提供できるわけがありません。

　医療者として適切な医療を患者さんに提供するためには、我々医療経営者は会計を学ぶ義務がありますし、それは社会に対して医療者が果たす役割の一つだと言えるでしょう。

　医療は非営利だからという言葉を自分の経営能力が無いことの言い訳に使っては絶対にだめです。

　そもそも、非営利というのは配当を禁ずるというものであって利益剰余金をためてはいけないというものではありません。

　むしろ配当を禁ずる理由は法人永続性のために純資産を守る趣旨での規定です。

利益をあげない医療法人というのは法人の永続性に繋がりません。歯科医院を開業したのであればあなたも立派な経営者の一人です。堂々と利益を積み上げて磐石な経営基盤を作ってください。

PLやBSを読み解くことはそのために大切です。しかし、もっと大事なのは銀行に見せてお金を貸したいと思わせるようなPLやBSを作ることです。

エピソード11

医院経営に出口戦略なんてない!?

僕は現在進行形で医療法人の経営にあたっています。

2011年に開業した時はまだ29歳だったので、法人を最終的にどうするんですか？　という問いの答えなんて用意していませんでした。

そんなもん考える必要ない、ひたすら組織を拡大する事が使命だと思っていたのです。

知識や経験を積むことで人は成長する一方だと思い込んでいましたから、自分が衰えていく姿なんて想像もしてい

なかったわけです。

しかし、2022年で僕も40になります。正直30代前半の時のように週7勤務でバリバリ働き続けるというのも限界を迎えつつあります。

経営者仲間と話していても、どう引退するかというテーマが話題に上がります。

どんなものでも始まりがあれば必ず終わりがあります。どんなに上手く経営ができていたとしても、自分の引き際を誤れば、せっかく積み上げてきたものも壊してしまいかねません。

創業者の命が永遠で無い以上は出口戦略を考えないで突き進むというのは賢明とはいえません。

教訓23 "自分の経営している会社を誰もが欲しがるピカピカの状態にしておこう"

どのような形で経営者を退くか、それを念頭に入れて経営していくことが大切です。

歯科医院経営というのはとても参入障壁の高い事業です。これは我々の身を守るためにはとても都合の良いもので、上場株式会社のような大きな資本によって荒らされずにこ

れまでやってこられました。しかし見方によってはM&Aによって大手資本に売却して経営者を退くという選択肢がほぼ無いことを意味しています。

　事業の出口戦略には大きく分けて事業を売却する。承継する。閉院する。の3択があります。

　これまで通ってきて頂いた患者さんとの関係もありますし、社員の雇用をどうするかという問題が出るため、できれば閉院するというのは避けたいところです。

　すると、創業者の取るべき選択は売却か継承の2択となります。

　僕はこれまで三重の医院と仙台の医院と富山の医院を売主として、目黒の医院を買主としてM&Aした経験があります。

　M&Aにおける価格決定は結局のところ売主と買主の合意が得られるかどうかというところで決まりますから、明確な金額の算出方法があるというわけではありません。

　しかし、一つの目安として、年間利益＋役員報酬の3〜5倍というところではないかと思います。

3〜5と数字に幅があるのは、例えば院長や勤務医、衛生士がついてきて、譲渡後も売上の見込みが立つ医院であれば5倍、一人院長の医院などでほぼ居抜きに近いような医院であれば3倍でも高いかもしれませんが、医院によっておかれた状況に差があるからです。

　もちろん、売主が一人院長で病気のため医院を売却しなければならず、その日程がタイトな時などは安く買い叩かれてしまいます。

　世の中他の業種に目を向ければ10〜15倍なんて世界もたくさんありますので、歯科医院の売却価格というのは安い方だと思っていた方がいいでしょう。

　なぜ歯科医院の売却価格は値段が安いかというと、それは皆さんが買い手側の気持ちに立てば容易に想像することができると思います。

　歯科医院の経営というのは極めて属人的で人の繋がりの上に成り立っているものです。ですから経営者が変わるという事はそれはそれは一大事なわけです。M&A用語でオーガニックグロースというものがありますが、世の中にありふれた歯科医院の大半はトップが交代したらみんな散り散りになってしまうような、オーガニックグロースなんて期

待できない医院ばかりなので売却価格が安いわけです。

　次に継承のケースですが、これは子息など身内に継承するケースと、もともと勤務していた人間に継承するケースが考えられます。

　元々勤務していた人間に継承するのであればある程度信頼できる人間がいればそれも可能かもしれませんが、ぱっと出の身内となると既存社員との関係性の構築を考えなければいけません。

　また継承に関して問題となるのが借金の保証人の問題です。ある程度の規模の法人であればそれなりに借入もあるでしょうが、多額借入の保証人になってまで継承したいという人を探すのはそう簡単ではありません。

　出口戦略としてM&Aをとっても継承をとってもいずれのケースでも事前準備として会社組織を健全化して、安定して成長できるものにしておかなければいけないという点では共通しています。

　結局は売却をするにしても承継をするにしても他の人がその法人を欲しいと思えるようなピカピカの状態にしておく事が重要です。

おわりに

　僕の趣味は人間を観察して分析する事なのですが、常々思う事があります。人間は何のために生きているのだろうと。

　ある人は、人間は幸福になるために合理的な選択をしながら生きていると言うけれど、果たしてそうなのだろうか？

　人の行動を横から見ていると、明らかに幸福に繋がらないような選択をする人が少なからずいるように思うわけです。

　そして、人間は必ずしも幸福であることを望んではいないように感じることがよくある。

　幸福そうな人をみた時に、それを羨ましいと感じる人よりも、あの人はハッピーな人だね……。とどこか嘲笑の対象として見る人が多い。

地に足がつかず、浮ついていて、軽薄な行為に興じている、"いわゆる"ハッピーそうな人間を見ていて、ああなりたいと思う人は少ないのだ。

　結局のところ幸福であるかどうかは自分の内心が決めているわけだから、他人がみた時にどう思われるかとか、格好悪くないかとか、そんな事は本当はどうでも良いはずなのに、他人の目ばかり気にして浮き足立ったハッピーな人間でいる事を避けるわけだ。

　つまり自分がただ幸せである事よりも他人が見た時に嫌悪感を抱かれないような生き方をする事を重要視する人が少なからずいる。しかもその傾向は他人の幸福に対して厳しい見方をする人ほど顕著な気がする。

　他人を厳しい目で評価する分、自分に対しても厳しい矛先を向けてしまうのだろう。

　人間なんて所詮不完全な生き物であって、言ってる事とやってる事が矛盾していたり、内心で思っていることと行動が矛盾していたり、朝令暮改であったりと、そんなものいくらでもあるわけだ。

　もし幸福な人生を歩みたいのであれば、そんな世の中の

不条理や不合理に目を向ける事よりも、まぁそんなもんか
と受け入れて生きたほうが良い。

　しかし、そうしない人はとても多い。

　みんな内心では幸福になるためには視野を狭くして、視
点を低くして、過去を忘れて、見ようとせず、聞こうとせ
ず、余計な事を言わないで、今だけ見ていれば良いという
事はよくわかっている。

　しかし、一方でそういう人間を厚顔無恥で格好悪いと思
っている。

　つまりは、幸福にならないのは、環境や他人が悪いので
はなく、自ら幸福になる事を望んでいないからに過ぎない。

　では、仮に幸福になる事が人が生きる意味でないとした
ら、人が生きる意味って何なのだろうかという問いに戻っ
てくる。

　この答えは僕にもよく分からない。

　ただ、少なくとも言えることは、自分が生きている目的
が定まっていない人間には、人生理念なんてものは存在し

得ないし、働く理由であったり、経営者になる理由であったり、そんなものは所詮は砂上の楼閣に過ぎないわけだ。

　実のところ経営理念が大事と言っておきながら、それが自分の人生の意味という根源的テーマから企業理念に至るまで演繹的に説明できるほどの説得力を僕はまだ有していない。

　所詮は人生の意味などという真理に到達するには程遠い俗人にすぎないのだ。

　ところで、僕は、人は何かが手に入らないから絶望するという事はないのではないかと思っていて、どちらかというと手に入れてみて、それが思っていたものと違うと感じた時に絶望するのではないかと思っています。

　経営者になれば経済的にも自由になって、アホな上司からのつまらない指示から解放されて、部下も思うように従ってくれる、自分ならもっと良い会社を作れる。
　そう盲信して新橋あたりの居酒屋でくだを巻いている人の方が、現実を知らないだけで幾分希望を持っている。

　つまり、人は実現不可能な選択肢であっても、選択肢があると思うだけで希望を持って生きていけるわけで、一方

で実際に経営者になって現実を知る事になれば、あとは絶望しかないわけである。

　僕も経営者人生の中で現実を知って深い絶望感しかなかった。とはいえ、現実を知った後では今更サラリーマンに戻ったところで希望を取り戻す事は出来ない。

　哲学や宗教、自己啓発系の本などを読み、どこかに人生の意味、自分を導いてくれる指針のようなものはないだろうかと思案したが、そんなものはどこにもないようだ。

　しかし、出会った本の中でも自分の考えと共感できるものはいくつかあって、哲学であればニーチェやショーペンハウア、宗教であれば清沢満之、歴史書であればマルクスアウレリウスの自省録、純文学であれば太宰治などはとても考えさせられた。

　その上での僕個人の見解としては、実は元より人間は深い絶望の世界に生きていて、ただその世界を見せまいとして親や教師、会社は優しい嘘をつき、暖かい温室に閉じ込めて必死に隠してくれていて。
　そのまま自立心など持たずに温室の中で生きていけばよほど幸せなのに、欲張って外の世界に興味をもって覗いて見るもんだから深い絶望の世界に気づいてしまうわけです。

まさに、映画『マトリックス』の世界観です。

　"怪物と戦う者は、その過程で自分自身も怪物になることのないように気をつけなくてはならない。深淵をのぞく時、深淵もまたこちらをのぞいているのだ"

フリードリヒ・ニーチェ

　僕も今年で40歳、開業したのが29歳でしたから、10年が過ぎました。
　開業してからというもの、本当に激動の毎日でした。日々悩み、落ち込み、時に挫けそうになりながら、よくここまでやってこれたなと思っています。

　しかし、今では開業した事を後悔はしていません。現実を知って深く絶望感に打ちひしがれることもありました。
　だからといって、温室の中で外の世界を知らず生きていくよりは、まだ退屈しない人生なのかなと思えるわけです。

　人間は深い知恵をもった動物です。木から地上に降り、さまざまな苦難を乗り越えて進化を遂げてきたわけです。
　もし、仮に環境の変化に対応せず、そのままの道を歩んだとしたら、今も木の上で木の実や虫を食べ、寒さに凍えながら生きてきたでしょう。

人生の意味はわかりませんが、ただ、現在人間が人間として あるのは現実を直視し数多の絶望を克服し続けた結果 であると考えています。

　であれば、絶望を恐れず現実を直視しようじゃないか、絶望に負けず克服してやろうじゃないかと思うのです。

"これが人生か。さらばもう一度"

フリードリヒ・ニーチェ

　ニーチェの哲学は絶望の哲学だと思われていますが、実は超前向きな哲学でもあります。

　僕は、絶望しないために温室にこもり幻想の世界でハッピーに生きるのではなく、外の世界に出て現実を直視し絶望の先にどう生きていくかを考える方がより人間らしい生き方なのではないかと思います。

　経営者としての孤独を乗り越えて、孤高の経営者を目指して欲しいと思います。

【著者紹介】

浜島　均 （はまじま ひとし）

医療法人社団 相生会　理事長。医学博士。

愛知学院大学歯学部　出身
愛知県済生会病院　歯科口腔外科　にて研修
同大学　顎顔面外科学講座
口腔先天異常学研究室　所属
一般歯科医院を経て
2011年　あいおい歯科イオンモール高岡　開院
2012年　医療法人社団 相生会　設立。理事長に就任

IQ130超え
《MENSA》会員の歯科医師が実践
リーダーシップの教訓

2023 年 1 月 26 日　第 1 刷発行

著　者　　浜島 均
発行人　　久保田貴幸

発行元　　　　株式会社 幻冬舎メディアコンサルティング
　　　　　　　〒151-0051　東京都渋谷区千駄ヶ谷4-9-7
　　　　　　　電話　03-5411-6440 (編集)

発売元　　　　株式会社 幻冬舎
　　　　　　　〒151-0051　東京都渋谷区千駄ヶ谷4-9-7
　　　　　　　電話　03-5411-6222 (営業)

印刷・製本　中央精版印刷株式会社
装　　丁　　弓田和則

検印廃止
©HITOSHI HAMAJIMA, GENTOSHA MEDIA CONSULTING 2023
Printed in Japan
ISBN 978-4-344-94320-9 C0034
幻冬舎メディアコンサルティングＨＰ
https://www.gentosha-mc.com/